蔡合城人癌共存

生病的體悟，是生命的禮物！

蔡合城、張東秀——口述
李卓爾——撰文

生病的體悟是生命的禮物

認識我的人都知道，我出身在一個近乎世襲的礦工家庭，小時候在生活邊緣掙扎，長大後的人生經歷更是大起大落，是環境造就我的堅毅性格，讓我跌跌撞撞的一路逆行，是我堅忍的耐力與永不放棄的信念，讓我通過無數次的考驗。

二〇〇九年，上天以生命的流失、癌症的病苦，做我今生最彌足珍貴的禮物，讓我對生命幡然醒悟，癌症的摧折讓我打開心眼，對人生豁然開朗……

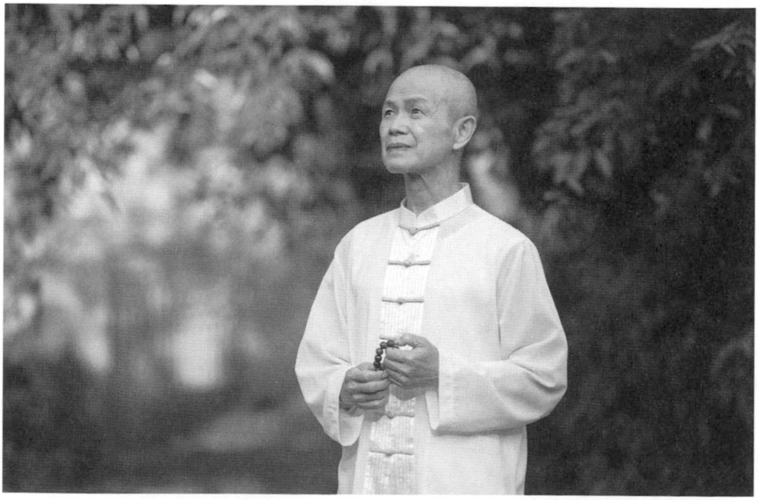

推薦序——

播下善的種子必定在未來開花結果

台北市濟陽柯蔡宗親會理事長
柯順耀

與合城兄是多年好友，結緣於柯蔡宗親會，當時他秉持亞洲保險王頂尖業務員的精神，四處奔走籌措發放全國育幼院童獎助學金經費，又看到他罹患癌症與死神搏鬥從沒有自怨自艾，反而以正面思考懷抱感恩的心，用極大的勇氣與毅力抗癌成功至今，個人認為是「行善布施及堅定的信仰所帶來的福報」。

蔡董事長一向樂觀且樂於助人，尤其是對弱勢或需要協助的人，總是那麼無怨無悔的付出，在二〇一二年出版第一本《蔡合城癌末癌細胞不見了》發下願力捐書十萬冊，期待每一位癌症患者都能夠重新給自己一個機會，也開發生命中可能蘊含的無限能量，二〇一六年第二本新書《蔡合城人癌共存》鼓勵所有患者，因為病痛開始審視自己的人生，因為病痛，獲得生命的善緣，感念生命的每一天就沒有過不去的路，命運中的每一道挑戰，無論大事或是小事都必須專注與盡心盡力做利他的事，無私的與癌友分享療癒過程中闡述生命真愛與價值。

俗話說「善有善報」，當播下善的種子必定在未來開花結果，人若是為了志業而做事，快樂必會如影隨形，在蔡董事長的身上如實見證，希望所有癌症患者都能以此書受益，用心生活，學習用心體認的人生。

毅力與心境是最佳良藥

金富康生技研發有限公司執行長
張國安

拜讀完蔡董事長新書，對蔡董事長的毅力及關懷回饋之心，極其佩服及感動，個人從事生技業多年也接觸過不少的癌症病患，也看過許多抗癌成功與失敗的案例。心境確實是一個非常非常重要的關鍵因素。如蔡董事長所說，毅力及心境是最好的良藥，最好的醫生是自己的身體，所以善待自己身體非常重要，錢再多沒健康的身體也無福享受，只是把錢拿來換藥也拖累了全家人的生活作息，很不值得。

生病時，特別是癌症，自己會是自己最大的貴人。不要讓恐懼占據心靈，應該要學會好好的與身體的細胞對話，去了解他、去共同相處，這樣會比較有一些機會。癌症第一個發生的問題真的是飲食，我們的飲食，食安出了很大的問題，肉打生長激素，青菜水果全部是農藥，我們所吃的東西都是添加物，所以要注意吃的食物，吃很重要。

癌症是長期的病，需要患者及家屬的共同配合，書中所提的生活上的身心靈方式，不論是患者及家屬，甚至是一般人，都是很受用的，有很多的存活案例，皆告訴我們改變生活及思考行為方式是治療的不二法門，從吃喝、睡眠、運動及宗教信仰，會讓身體有極大的變化，遵循本書內容做改變，絕對會擁有健康的身體及快樂的人生。

蔡董事二〇〇三年成立的「礦工兒子教育基金會」，是全國唯一針對育幼院童頒發獎學金的機構，十四年來，獎學金已經發出 51,365,505 元整，幫助人數達 117,429 人，蔡董事長這種無私的大愛，無人能及，如今枝葉慢慢成蔭，許多孩子都在大家的愛心中成長茁壯，希望大家能夠捐款支持並成為基金會持續努力的動力與後盾，與我們一起讓「愛的腳步」永不停息。

在此也祝福蔡董事身體更加健康，繼續給社會帶來溫暖及關懷，承蒙蔡董事長看重獲邀寫序，非常感恩，願以一己之力更加的回饋社會及大眾。

調整心境為康復作準備

國泰投信董事長
張錫

蔡合城兄是礦工兒子教育基金會董事長，同時也是我的好朋友。本人很榮幸能跟蔡兄一起為社會付出，為育幼院小朋友籌措獎助學金及辦活動，肯定與鼓勵這些弱勢的小朋友，並給他們更多的愛與正面能量，讓這些小種籽未來都能成為社會的棟梁。我也見證到蔡兄在罹患幾乎零存活率的多發性骨髓瘤末期，透過生活習慣及心念的改變，奇蹟式地康復了。因此，由他來現身說法，分享心得，應該是很具說服力。

《蔡合城人癌共存》這本書是繼《蔡合城癌末癌細胞不見了》康復後的第二本書，他鼓勵所有癌症病人，都能檢視自己的生活型態，調整自己的生活作息及心境，讓自身及家屬們都能抗癌成功，重返健康。

癌症一直為國人十大死因之首，一〇四年的統計資料指出四十五至六十五歲死因，癌症占42．8％，甚至連二十五至四十四歲青中壯年死因，癌症也占25．4％，明顯高於其它死因。可見癌症如何預防或是不幸罹癌後如何面對及康復，是所有人最需要瞭解及面對的課題。

本書提到幾個重點，包括從日常生活習慣著手，從飲食、運動及生活作息等調整，愛自己的身體，不過度地糟蹋自己的身體，尤其年輕人總認為年輕有本錢，沒有好好對待自己，累積久了，身體就會抗議，細胞就產生病變了。另外，書中也提到心的修練與調適，病由心生，身心靈原本就會交互影響，保持清靜的心，不浮不躁少煩惱，有信仰，充滿愛，將癌細胞轉變為愛細胞；此外，多布施，保持善念，心情愉快，想法改變，生活作息也跟著改變，身心都能更平衡，癌症自然就遠離了。本書也舉了許多故事及實例，讓讀者能更容易瞭解。最後，祝大家身體健康、平安順利。

開發生命中蘊含的無限能量

中國科技大學財政稅務系講座教授兼商學院院長
曾巨威

一個下著細細春雨的午后，我沏好一壺茶，慢慢地在閱讀蔡合城董事長所寄來的新書初稿。我清楚記得，我每啜飲一口，茶香沁入鼻喉，而當我每細讀一句，許多的回憶亦浮上心頭。

我與蔡合城董事長的結識可說是建立在一個善緣之上。多年之前，蔡董事長在他事業有成之際，回想起他小時候由於家境清寒，無法好好求學，心中不免有所遺憾。為了不讓現在的小朋友遭遇相同的困境，他一手成立「礦工兒子教育基金會」來幫助育幼院及殘障中心的孩子們。成立之初，蔡董事長邀我共同參與，齊心為小朋友們努力。經過這些年之後，不僅基金會有了不錯的成果，同時也奠定了我與蔡董事長的情誼。

「礦工兒子教育基金會」是一個憑藉著感恩與惜福的精神而創立的基金會。剛開始創辦之初，受限於人力與物力的不足，蔡董事長常常自掏腰包，以利基金會的維持。更難得的是，蔡董事長不畏辛勞，走遍全國各地去募款，也走遍全國所有的育幼院，深入了解他們的需要與問題。多少寒暑，我看到蔡董事長與基金會的張東秀執行長莫名但偉大的堅持，一心且持續地為社會奉獻，為育幼院及殘障中心的孩子們籌措獎助學金，期待教育能改變孩子們的思維與視野，努力地給予孩子們一個突破現狀且自我成長的機會，更重要的是讓這些小朋友感受到被愛的溫暖，也培養他們未來愛人的能力。

而在長期漠視自己的身體健康與繁忙的工作壓力之下，蔡董事長的身體終究給了他一個警訊。幾年前，蔡董事長被診斷出罹患多發性骨髓瘤，而且是末期。突如其來的人生意外，不僅他自己，同時也讓身旁的人不知所措，甚至驚慌。但蔡董事長卻是很快地將念頭一轉，決定將癌症所帶來的生命挑戰，轉化為他生命的另一個契機。別人是對抗癌症，他卻是決定要與癌細胞和平共存。這樣的態度改變了他的療病方法，也讓他的人生有了另一番新的體認。

癌症是目前國人十大死因之首，如何「抗」癌，常是病患與家屬心中之痛。我，其實也曾經是個癌症患者。在四十八歲時，我被診斷出罹患「肌肉惡性腫瘤」。當時我聽從醫生的建議先到骨科開刀切除腫瘤，再進行每週一次的放射治療，持續了三、四個月之久。不過，由於這種惡性腫瘤並不常見，而癒後狀況也不如預期，因此我接受了第二次的手術治療。在生病的那段時間，我除了配合醫生進行必要的治療之外，也常在思考生病的原因與生命的價值，企圖尋求生理和心靈的平衡出口。我開始學習跟我自己的身心對話，每天給自己一段時間打坐冥想，傾聽千絲百縷的雜念，體認到它們的存在，但我不再對抗它們，反而選擇接受它們，同時我也開始茹素念佛，而這些都是我生病後才開始學習的生活方式與生命態度。

佛法說，如是因，如是果。每個人的因果不同，我很難從自己的經驗去看蔡董事長的因緣福報。但我從蔡董事長的例子，我可以說我看不到他在對抗癌症，我看到的是他如何面對逆境，卻泰然自處；我看到的是他如何面對癌症，但卻求與其共存。也許只是個小小的心態轉變，但創造的卻是大大的可能。

過去幾年，蔡董事長以「幫助一個癌症病人，幫助一個家庭」的願力，贈送《蔡合城癌末癌細胞不見了》一書給癌友，傳達他對生命的堅持，對生命的樂觀，以及對生命的怡然自處。從蔡董事長的故事，我看到無限的感恩與惜福，也看到生命的光與熱正支持著他去完成他的夢想。也因如此，我真心地推薦第二本書《蔡合城人癌共存》給大家，一起來學習心法，期待每一個癌症病患都能夠重新給自己一個機會，也開發生命中可能蘊含的無限能量。

最後，更感謝蔡董事長將此書所有的版權收入捐贈給「財團法人礦工兒子教育基金會」，因此，當你購買並翻閱這本書時，你也讓更多的小朋友感受到社會的溫暖與希望。

提序至此，春雨歇停，茶亦飲盡，但斗室之中，絲絲茶香伴隨著的卻是我對蔡董事長滿滿的祝福！

不向癌症低頭！

藥師　黃守賢

能被邀請寫此書之推薦序，感到非常榮幸。

蔡先生對癌症的不屈不撓，在蔡合城人癌共存中陳述到，就算帶來多大的痛苦、就算曾經多有成就，生病後就會想好好活著。就像書中的一段文字：「生病和生意失敗不一樣，事業沒了，可以東山再起。生病時，每天面對的是生死，隨時會去向死亡。生命，就在呼吸間。」此一段話非常清楚的感受到，生病是多麼無可奈何，無力去改變的一件事，就算後悔想重新來過，想好好照顧身體，吃得好、多運動，也已經是無力回天。

所以好好善待身體是一件很重要的事，要尊重身體所需要、和身體所能承受的，而不是不斷的去傷害它，那只會讓它為你種下惡果，在中晚年時，暴發出悲痛的鳴叫，如同書中一段：「生病，不是天外發來橫禍或遭人傷害，是自己經年累月造下的因。更需檢討的是，到底對自己做了什麼，讓自己生了重病？」就算身體已經出現警訊，亦或已經開始做治療試圖挽回，都還來得及，只要想活一天，好好對身體懺悔，癌菩薩都會慢慢原諒你，和你和平共處，而不去傷害你。

當然，要讓身體不再痛苦，書中寫到：「山林環抱的山居歲月，帶給我的新思維，而山野裡的食物成為我身體的養分，而不是負擔。」沒錯，我們總是自以為只要進食，有吃飽、有吃補就是對身體好，但其實正確且健康的飲食才是能讓身體以最輕鬆的方式吸收；為了不給身體造成負擔，食品吃的天然最為重要，要減少太甜、太鹹、太重口味且過度調味的食物攝取，多多品嚐大自然給我們的味道，雖然較為清淡，但都是大自然最初衷且原始的味道，也是對身體最好的養分。

由於現今環境中為了生活所需，在我們周遭中用了許多化學藥劑，造成環境荷爾蒙的產生，導致天然食物可能殘留化學物質，而空氣、草木、動物都可能是傳播的媒介，所以更需要用科技，將之篩選乾淨，把最純淨的營養部分保存下來。然而，隨著科技的日益精進，已有許多方法能把動植物所含有的精華萃取出來，並做成超細小的奈米分子，讓某些身體有缺少特定養分者，快速吸收補充不足的元素，而「自然」沒經過化學物質改造的食品，正是現今社會所需要的。

對於癌症患者，身心靈的清靜，都是必須的，所以吃的清淡、舒服、感受大自然的味道，並把科技做為輔助、更快速且有效率的吸收養分，把「吃」看的重要、用心落實，減少身體的負擔、心靈放鬆、愉快、向癌菩薩懺悔並與之溝通，與它和平相處，把人生過得更快樂，別輕易放棄「活著」的動力，就算再多人和你說這不可能，看完此書就能了解何謂「不向癌症低頭」。

行善共存，創造奇蹟，處處散播愛與關懷

民視電視公司執行副總
廖季方

初次見到蔡董事長時印象是樸實誠懇的態度，雖然身形清瘦卻是精神奕奕，聲音宏亮，他歷經礦工的兒子到王永慶的球僮、亞洲保險王、甚至罹患末期癌症的生命過程中，從接受命運以奮鬥不懈的精神成立「礦工兒子教育基金會」走遍全國監獄鼓勵受刑人不放棄自己，為全國育幼院童發放獎學金，讓院童感受到來自社會的溫暖，用自身罹癌經歷以鍥而不捨之毅力鼓勵癌症朋友行善共存，不斷創造奇蹟，處處散播愛與關懷，讓人深感佩服。

蔡董事長抗癌八年，過程中充滿人生的智慧，他深知每一個人最大的敵人與貴人都是自己，這些真實的經驗，在書中處處讓人感動，他幫助重病煎熬的癌症朋友，讓他們重新燃起求生的曙光，也鼓勵著社會大眾，去思考生

命存在的價值與意義。這樣的大愛精神為這個社會注入了一股正面能量的暖流。

從事媒體業多年，長期為追求新聞價值與社會故事，發現台灣有許多的愛心與善行，正在角落慢慢醞釀啟動，我們需要人人熱心一起來呼籲，讓做好事的正能量傳播在社會中。

真心推薦《蔡合城人癌共存》這本新書，並祝福所有有緣的讀者們，勇敢當自己的貴人，用「心」生活，找回自己的心念，重拾身心靈和諧與健康。

做自己的伯樂，千里馬贏在不認命

中國電視事業股份有限公司總經理
趙善意

曾經看過一篇千里馬的寓言故事：有一匹千里馬遲遲未能遇見伯樂，年華老去、風華盡棄，終究沒能一展長才，期盼一生卻也落得唏噓一生。

其實，有識者點出一個關鍵點，特別發人深省：

有能者多，但識人者少，即使我們是千里馬，終其一生也未必能碰上一位伯樂；與其一直等待伯樂的出現，不如加強自己所能，縱使日後仍無法碰上伯樂，至少經過若干年的磨練後，眼前能走的路已變得更加寬廣，甚至可以讓自己成為別人的伯樂。

合城先生，是我因緣際會相識相交的好友！他曾是年紀最小的礦工，但卻是最不認命的礦場小孩。總在礦場工作疲憊之餘，奮力進修自求突破。

他為了賺學費在高爾夫場工讀，擔任經營之神王永慶先生的球僮。認真的他，細心的觀察王先生，獲得許多的啟示與經營自己的心法。他在書中曾點出：

「王伯伯送我兩句銘言：『刻苦勤儉，生於斯，長於斯，死於斯，不可以忘本』這是他的精神，我在想王伯伯捨不得掉一顆球，是他一貫堅持的勤儉理念，他只是執著地實行著一種不要浪費的生活原則在他的價值觀裡，與其把物質白白浪費掉，不如拿來做更有用的事。」

在偉人身邊學習，等同於在偉人肩頭上看世界。因此，合城先生即便染患了癌症，依然可以熬過治療的痛苦、撐過每一個與病魔對抗的夜晚。他也無私地分享他的人生經驗，引領更多的人走出陰霾、迎向陽光。

合城先生的新作，不啻為一座浮海驚濤中的燈塔，不斷的提醒我們：做自己的伯樂，唯有「不認命」才能有「新生命」！

用樂觀與決心去面對挑戰

思愛普（北京）軟體系統股份有限公司產品管理副總裁
蔡奇展

「悲觀的人在每個機會裡都只看到困難；樂觀的人卻能在每個困難裡看見機會。」這是溫斯頓．丘吉爾的名言佳句之一。也是觀察我父親一生中起起伏伏的最佳寫照。

從小到大我印象中的父親總是像超人一般，無論面對任何看似不可能的難題他的第一反應不是怨天尤人，而是展現異於常人般的自信與勇氣去克服，在經歷過無數次的失敗後總是有辦法找到成功的方式去解決困難。小時候我無法明白我父親這莫名的自信哪裡來的，也不明白他不在乎旁人眼光與看法不斷去嘗試不同方法解決問題的勇氣哪裡來的。隨著自己慢慢長大，才漸漸地明白我父親的自信是因為他樂觀的態度，他不怕失敗與別人眼光的勇氣是因為他的決心。也因為有了如此異於常人的樂觀態度與無比的決心，在人生道路上才會有無數次的絕處逢生與賺大錢的機遇。看著我父親一路走來也對我後來在職場上的發展有了很多正面的影響。

因為他異於常人的努力拚搏也把自己的健康完全拋到了腦後。造成了他後來患上了骨髓癌，這是他一生最驚險的經歷。在他抗癌的過程中，我看過他在化療過程中的痛苦，也難以忘記他曾經骨瘦如柴病懨懨的樣子。在這過程中我不斷讓自己樂觀面對並且試圖鼓勵我父親努力抗癌，但我總覺得他無論多麼痛苦，多麼疲憊，卻是沒有一點想放棄的念頭。有些時候反而反過來勸我們不要太難過，認為自己一定能夠挺過難關克服癌症的考驗。

感謝佛菩薩給了我父親如此的信心讓他克服了人生中最困難的考驗，讓他今天能夠站起來幫助其他正在抗癌的勇士們，鼓勵他們也能夠用正面思考克服病魔的挑戰。

希望各位讀者看這本書的時候，能從我父親的人生起伏與抗癌過程中的點點滴滴學到：

在你一帆風順時避免過度自信而忘了自己身體健康的重要性；在面對困境時如何用正面思考來增加自己克服困難的機率；要隨時以一個感恩的心去面對人生，並且在自己的能力範圍內盡量去幫助別人回饋社會積福積德。

祝福大家都能夠身體健康，用一個樂觀積極的人生態度來度過每一天。

當自己生命中的貴人

台大醫院醫生　樓岳銘

從《蔡合城癌末癌細胞不見了》到《蔡合城人癌共存》這兩本書，很少有這樣的內容，能夠充滿生命力，並且從「心的角度」來看待癌症這個議題。

蔡老師的生命故事讓人起無比信心，一般人遇逆境心情總是忐忑哀怨，而蔡老師從佛法獲得信心，轉念也讓他渡過癌末，並持續關懷同樣受病苦的人，這就是最好的「法布施」，助人離苦得樂、利益眾生。

一般醫療保健相關書籍，不斷強調的重點都是飲食、運動與生活習慣，這些固然很重要，然而對「心的訓練」以及「在心上面所下的功夫」，往往是多數人無法體悟到的。

從向身體懺悔、把癌細胞當作癌菩薩及耶穌的使者，到與癌細胞共處，最根本的理念，就是希望所有患者恢復自己的清淨心以及覺悟的心，相信三世因果，趁自己還強健時，雖然被醫生冠上癌症這個假托之名，積極的去做飲食調整、誦經打坐、布施付出，發願將餘生利益眾生，不再想著自己的病痛與煩惱。這是一本從心出發的書，深深感動末學。

十分感佩蔡老師的毅力與精神，對於素昧平生的患者，確實做到不辭勞苦的付出。我相信是因為他歷經癌症，才有這番的感同身受，真正希望患者能夠找到自己那一顆慌亂無所適從的心，藉由他的歷經與故事，讓所有人知道，得癌症不再是恐懼死亡的宣判，而是獲得新生的契機。

鼓勵所有的癌症患者及家屬，當您們得心中充滿困惑、抱怨或不安，不知如何進入「面對病痛，接受病痛」的世界，希望這本書能夠成為啟發的力量，讓你不論是健康或生病，都能找到讓生命繼續下去的動力。

奇人、奇事、奇異恩典

國際癌病康復協會總會長
盧繼徽

閉上眼睛沉靜下的思緒，回到五年前，聽完蔡合城先生從幼年到現在的人生經過，用四個字形容「實在精彩」；而其中所遭受的磨難，也用四個字形容「困苦至極」；而其奮鬥、不向命運低頭的毅力，更用五個字形容「戰勝老天爺」，本來自以為本人命運多舛，認識他之後，才發覺到竟然有人比我更苦，所以這個人是值得敬佩和推薦的生命鬥士。

老天爺給蔡先生的磨難中，罹患癌症，在我個人來看是老天爺的另三個恩賜。

恩賜一，他在所有的治療告一段落，在瀕臨生死之際，仍不可放棄未完成善業的使命，他，能活了下來。

恩賜二，他在找到能輔助、整合治療時，超乎常人所採的態度而「信其可行」。

恩賜三，他將和癌症、甚至和死神博鬥的所有心態、如何絕處逢生、共生共存、各種心法……，願意毫無私心、菩薩心腸，和癌友分享、甚至動氣的苦勸，而溝通方式不但是面對面溝通，現在更是行之於文出版本書，以可以更有效率，拉開更大的影響層面，來延續癌友或讀者，給予更多知識、更多支持、更多力量、更多鼓舞，我們理當全力支持。

本人大言不慚地對他說：「有你真好！」

捨得放下及謙虛面對自己的身體，就有再生的機會

台北醫學大學附設醫院內科部血液腫瘤科主任
戴承正醫師

「人生，真是充滿了緣分。」也許是緣分，讓我與蔡老師相識，言談間知道蔡老師從第一本書《蔡合城癌末癌細胞不見了》，到第二本新書《蔡合城人癌共存》，這個過程大概只能用淨空老和尚的解釋：「念佛的人，你的心完全想著阿彌陀佛，不想身體病或不病，只想阿彌陀佛，如果你還有壽命，那你的病一定會好；若壽命到了想延長壽命，則要為眾生服務。發菩提心，藉著這個身體發願為眾生服務就可以延長壽命！」星雲大師長年為糖尿病所苦，但他笑看病痛，他認為將病痛當作自己的好朋友，人生會有不一樣的想法。他說：「四十多年前罹患糖尿病，現在血管阻塞，眼睛也因為糖尿病的關係，視力消退看不清楚，但我覺得把病痛當作我的好朋友，會有不

一樣的想法，心情也會很輕鬆，我想如果沒生病我可能會更忙碌。」

除了醫學的角度外，蔡老師以「捨得」、「放下」、「懺悔」的心回歸自然。「捨得」、「放下」對生病的人而言談何容易？但發生了就要去面對它、接受他，他願意放下名和利，到山上滋養身心，恢復自性、回歸本性，找回清淨心。放下名利、執著、妄念，懺悔自己的每一個念頭「貪念」、「嗔念」、「痴念」以及自己對身體的疏忽，過去總是忙碌再忙碌，以為這部機器怎麼用都不會壞。捨得放下及謙虛面對自己的身體，就有再生的機會。

身為癌症治療的醫師，每天接觸許多癌症病患，回首一、二十年的來時路，總希望能幫助到每一位癌症病患，也感謝每一位離世的病患在醫療的過程中信任我們，治療的過程若有不夠完美的，總是希望在下一位病患能得到更好更有效的醫療，讓我們修正不夠完善的思維，造福其他許許多多正在奮鬥的病患們，以戰勝疾病。當然時時刻刻能夠提醒自己的是，與眾人結善緣。這些年來常在治療之餘，與病患聊到生與死的問題，秉持著對信仰的尊重，一來分享彼此心得，也分享自身茹素多年篤信佛教的經驗，提供一個心靈上慰藉的方法，二來也鼓舞他們繼續努力不要放棄。

人生的無常，在醫院每天都發生，有時疾病本身的凶惡並非致命之唯一原因，疾病以外之原因也甚多，比如癌症控制住卻因營養不佳而導致病危，或者心血管疾病或其他非癌症疾病導致病危，但也有部分患者在治療過程中選擇逃離，轉而接受另類療法。事實上，我並不排斥另類療法，但前提是必須同時接受正規治療；就算醫療發達的美國，也有高達九成的癌症病患曾嘗試中草藥的治療，可見這種整合療法已是全球性的趨勢。若是合理的另類醫療，可以提供病患正面的協助，我們仍給予好的評價。

天助自助，癌症病患面對自身的病痛、多方親朋好友的關心，該如何從中擷取對自己有益的建議，其實是需要一些智慧。這時候醫生常常需要扮演心理諮詢的角色，苦口婆心地讓病患安心接受治療，讓病患的心能夠安住，不惶恐、不慌亂，接受一步步的治療，期待能一步步的恢復健康，若能做到蔡老師一般，不想病痛，只想阿彌陀佛，應該能更坦然的面對身體的病痛。

煩惱即菩提，轉過來就對了

釋見欽法師

癌細胞真的可以不見了嗎？人癌共存做得到嗎？可當末學親身經歷蔡董事長親自與A法師「話療」後，法師從醫院回寺院再次發心度眾生，末學真正覺察到「人癌共存」是唯一真正能讓癌症病人好起來的方法。

八十六年夏，末學第一次幫癌症病人助念，十幾年來助念、超薦、告別式法會，看到許多癌症病人發現罹患癌症後有一星期就往生，有三個月、或半年、或二年、五年乃至十多年後往生，大多數的人發現癌症二至三年就往生了。最近五年末學多了一份發心功德就是兼任照護組法師，電話鈴一響就要去醫院照護法師。一次因緣，問已癌末B法師：「放不下什麼？」B法師說：「我認為我會好起來。」可是一個月後B法師往生了。我一直在思維什麼方法能讓癌症病人好起來？

蔡董事長因有感罹癌的人太苦，於是將他幾十年來，悟到心法的修行、到自身腳踏實地、經歷各種磨鍊、實行淨化身心靈達到淨土佛國境界的精華寫出來，《蔡合城人癌共存》一書出版了，藉由人癌共存的方法去努力，做到身心靈淨化，情緒改善了，脾氣沒有了，家庭和樂了，徹底洗刷多年來沉積於心的內疚、苦悶、委屈、疑慮、調整心態、放下包袱、由消極轉為積極，由悲觀轉為樂觀，然後奇蹟發生了，不但沒有被病魔奪去生命，反而症狀消除了，身心靈恢復了健康。只要你願意，只要你接受，生命的曙光就出現了，煩惱即菩提，轉過來就對了，找到了人生之路就沒有遺憾了。

值此蔡董事長新書出版之際，末學願與廣大讀者分享一點兒學習心得，文字粗陋、見地淺薄，不妥之處，望善信大德慈悲布施歡喜。

抗癌成功的生命勇者！

台灣食品安全營養研究基金會執行長
藍蒼洲

我所認識的蔡合城老師，他是罹患重度癌症，抗癌成功的生命勇者；他是一面抗癌，一面力行每年提供全台灣育幼院院童獎助學金的礦工兒子教育基金會的董事長。

在他身上，我們見證到人間最美的是溫情、是無私奉獻的愛！在抗癌成功的蔡合城老師身上正充滿著如此的光和熱！

記得第一次見到蔡老師時，原本以為罹患罕見且末期多發性骨髓瘤癌症，骨頭超過百分之八十以上部位病變，全身都被癌細胞占領的他該是面有愁容、命若懸絲、虛弱無比的；但沒想到令我驚奇的是，蔡老師身材雖瘦小，沉靜的盤坐著，一說起話來侃侃而談且聲若洪鐘，臉上始終洋溢著熱情。

蔡老師八年多前發病之初，醫師告訴他多發性骨髓瘤在台灣僅有三百零一個案例，沒有人活下來。在一連串的檢查、化療、雙手破皮、再化療、嘴巴和喉嚨潰瘍、再度化療，從生殖器到腳底全部潰爛，抵抗力愈來愈弱……。

當身心飽受極端的痛楚仿佛身體已不再是自己般的分崩離析時，是什麼樣的力量讓蔡老師絕處逢生？是他對礦工兒子教育基金會的使命，他不恐懼死亡，但他罣礙倘若病況危急，募款與發放獎助學金的志業將會停擺？因此，他努力透過懺悔、感恩、靜坐來拋卻各種負面的想法，並懷抱一個希望，時刻做到正信、正念，調節飲食、調整生活習慣，更重要的是他謙卑的接受生病的事實，感悟到生病是讓自己學習面對因果，幾十年來沒有善待身體，讓色身超量負載，罹患癌症是自身對不起自己的身體，深知這樣的果實，必須誠實的懺悔認錯、承擔與改過。

所謂病從口入，而癌是三個病口，反映現代人過食、營養不均衡、食物選擇不當，及烹調方式不對的問題。以科學的角度來論，最新對於癌症的研究可能與新陳代謝不正常有重大的關係！根據國家衛生研究院院長龔行健、清華大學教授王雯靜、王鴻俊博士等人組成的研究團隊突破性的找到調控癌細胞葡萄糖代謝造成腫瘤增生的機制，讓「癌症可能是一種新陳代謝疾病」的推論得到驗證。當食物進入人體會轉換成葡萄糖，產生細胞所需要的能量，但癌細胞卻代謝異常，葡萄糖經糖解作用後會產生大量的乳酸，進而促使腫瘤的生長。此研究成果深受醫學界重視，於二〇一四年年初登上《美國國家科學院刊》之國際頂尖期刊。

個人畢業於日本東京農業大學生化應用研究所，依據日本食物營養研究指出，人類認為燒烤的食物最美味，但它卻潛藏著一級致癌的風險，能不吃就不要吃；不過有時享受美味的食物也是使自己好心情的方式之一，因此讀者如要享受燒烤的美味，燒焦的地方千萬要捨棄，如不捨棄就會讓美食傷害了身體，得不償失。

目前癌症的研究成因複雜，多指向是體內原本的細胞因內因性，如基因遺傳、壓力、情緒不調等，外因性包括飲食不當、環境荷爾蒙破壞等。針對前述國家衛生研究院的創新研究成果，不僅為癌症的預防與治療開啟新的契機，同時也再度印證人們維持身體新陳代謝健康的至關重要。平日多蔬食、少肉類、少油炸、少飽和脂肪、多不飽和脂肪、多運動、早睡早起等，仍是千古不變的養生之道。

「只要活著一天，就是福氣，就該珍惜。」想起蔡老師自小家貧即肩負起養家的重責大任，加上自我要求高，總是兢兢業業的將凡事做到最好，他對家庭事業的責任感令人佩服；然而卻也長期忽視了自己身體的健康，讓身體的組織器官過度工作，疏於照顧而致重病。可是蔡老師並沒有被病魔打倒，他清楚的知道，身為人，最大的敵人是自己，最大的貴人也是自己。他擁有強大愛的能量，他不僅布施大愛令人讚嘆，同時也重新做起，好好愛自己的身體，如何愛？

本書中蔡老師詳細的一一道來人癌共存、癌症心法，如何讓癌細胞轉變為愛的細胞而重生。不論是對於抗癌，或是預防癌症都值得大家一讀再讀，個人也樂之為序。更敬祝蔡老師、基金會張執行長公子，及所有的讀者在助人的道路上更加的健康與幸福！

以病為友，改變心，才有治癒的機會

人間衛視總經理
覺念法師

「與病共存」這四個字說來容易，做起來卻難如登天，螻蟻尚且偷生，面對生死交關，又有幾個人能泰然處之。

蔡合城董事長從一個礦工的兒子，到年收入千萬的「亞洲保險王」，人生經歷大起大落，被醫師診斷是癌症末期時，雖然也曾疑懼不安，卻能憑藉自身堅強的意志力與佛法的修為，成功克服癌症的威脅。

這樣奇蹟式的歷程，在這本書中，卻像是自然萬物運作的規律，「人癌共存」，就是作者在痛苦化療的過程中，體會生與死的意義，即使病魔已經侵蝕全身、形銷骨立，他還是沒有放棄，轉念一想，將癌細胞當成是癌菩薩，如今苦痛的果，是過去那麼多年，不愛惜身體種下的業，是來提醒自己，該如何與身體和解的訊號。於是在人生的最後階段，離開醫院，搬到山上過著鄉居生活，讓新鮮的空氣、無毒的食物與大自然的洗禮，帶著他走向康復之路。

許多罹患癌症的病友，一經診斷，就開始疑神疑鬼，或是捨棄正規醫療，一味地追求偏方；或是無法忍受化療過程的痛苦折磨，終至意志消沉，藥石罔效。與其說他們是被癌症打敗，不如說是被自己嚇死的。其實，相由心生，病也是由心生，不論再高明的醫術，還是需要病人有求生的意志，才有可能奏效，然而，身為血肉之軀的凡人，如何能夠看破生死呢？

老病死生，原本就是生命的常態，因此星雲大師曾經說過，我們應該要「以病為友」，利用生病機會，檢視自己生活的型態，尋找生命的意義。閱讀本書，我最感動的，是蔡董事長在病危之時，依然掛念著所創辦的慈善基金會，擔心無數貧苦家庭的孩子會因此斷炊，這樣利他無我的善念，讓他無懼病痛的折磨，最終能夠超脫生死。

繼四年前出版《蔡合城癌末癌細胞不見了》一書，寫下克服「多發性骨髓瘤」的過程，蔡董事長這些年來，透過分享自身經驗，幫助許多癌症朋友回到工作崗位，這些珍貴的經驗，都記錄在這本新書中，相信透過這些實際經驗的分享，能夠撫慰更多身處病痛中的癌友，幫助他們找到生命的出路。

序——

施比受更有福

蔡合城、張東秀

難以言喻的感恩，每每讓我在懺悔與自省時熱淚盈眶。

財團法人礦工兒子教育基金會草創運作以來今年正值邁入第十五個年頭，回溯自省，從走遍全台監獄看守所到募集頒發育幼院童獎學金皆是因緣、願力，總自許以喜捨之心、至誠之願、微薄之力冀使社會祥和，讓誤入歧途和棄養孤兒院童都能有向上提昇、走向光明的機會。二〇一一年八月走出癌末陰霾之後福至心靈，再度發願用自身的療癒經驗編撰成《蔡合城癌末癌細胞不見了》書藉，並發下願力贈書十萬冊，企盼能幫助所有的罹癌患者和他們已經陷入晦暗的家庭。

看到許多癌症病人，除了忍受病魔摧殘外，長期處於擔心害怕的深淵，這樣的痛苦折磨，讓人心情格外沉重，從二〇一二年出版《蔡合城癌末癌細胞不見了》一書，至今贈書已達六萬冊，蔡老師多年來除了贈送書藉，幫患者加油打氣外，也透過面對面分享的方式，告訴所有的病友們，要多了解自己的身體，要跟身體溝通，只要徹底從心出發就能慢慢拿回康復的機會。

常常苦口婆心提醒所有患者，心念和觀念決定我們的命運，我們可以觀察自己假如遇到不如意或是恐怖的事情，是不是心臟跳動馬上就加快了，甚至胃痛，手腳馬上就冰冷了，冒冷汗，甚至還會發抖。我們有沒有想過「是誰叫您心跳加快？」「是誰叫您手腳發抖？」其實我們的習性和習慣，就連我們的情緒和起心動念，身體都一清二楚。當內心毒素積累太多，一定會身體不舒服，身體也會開始出狀況，只是我們總是一直想盡辦法要消滅、打敗疾病。常常會造成兩敗俱傷，如果我們能接納並擁抱疾病，從中學習自己的生命功課，身體的自癒力才會有機會重新再度被啟動，癌細胞才有機會變成愛細胞。

太多的人生病時不知該如何做調整，不知道生活的環節中哪裡出了問題？容易將自己又陷入「恐懼」的深淵，害怕治療副作用，害怕不化療腫瘤會變大，害怕做完治療要面對轉移及復發……要如何在情緒上和身體上善待自己、幫助自己、提升療癒力？第二本新書《蔡合城人癌共存》，就是要鼓勵所有朋友從「心」生活，共修行善，學習在面對病痛時真心為自己的習性懺悔，用一份願力和轉念的心，勇敢積極面對癌症的挑戰，才能將人生的每一分、每一秒過得萬分精彩。

施予的機緣與福報轉念間而生稍縱即逝，有機緣就要當下把握致力善行，施與受更有福，無論遇到什麼困難，都不要輕言放棄。

「度人以求自度，度己是為度人」，在走過癌末的歷程之後更讓我堅定前行，戮力完成基金會的使命，也更懂得把握當下，珍惜現在。

目錄

【推薦序】

第三章

癌末癌細胞不見了的新使命與願力

第四章

人癌如何共生共存

第五章

癌症心法

第六章 癌症是細胞生病了

第七章 經歷低谷，更懂得回饋

結語 抗癌達人的心聲

第一章

生命是永無止盡的學習功課

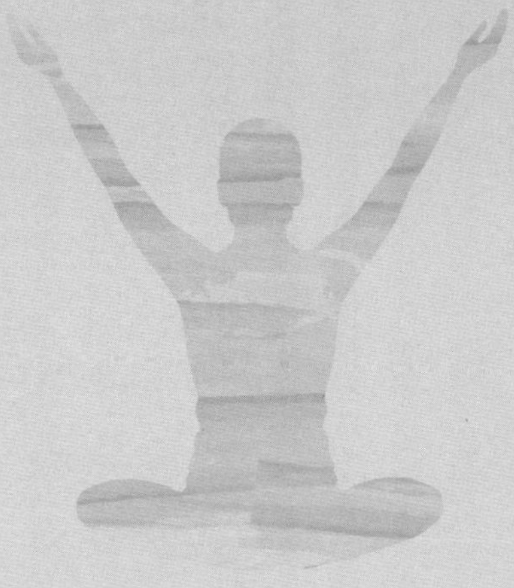

section 1

成長

民國四十一年，我出生於基隆嶼港區的一個小村落，當地居民多以挖煤礦維生，經濟狀況很差，全家住在沒水沒電，用稻草泥巴糊成的破舊茅屋，雖然常會睡覺睡到半夜毒蛇爬上床，還曾經喝了被毒蛇汙染的地下水，一家大小被送進醫院，我們還是死心塌地的守護著這個破爛不堪的家園，因為這個家對我們來說，是最後的依靠。

父親挖煤礦受傷，病弱的身子沒辦法天天進礦坑工作，身為長子的我，從小就得到處替人打工來分擔家計，從幫忙種菜、照顧弟妹、果園除草、撿煤渣、推台車、挖墓穴、撿樹枝、賣木材，甚至挖煤礦，為了幫助家計，也異想天開地在制服後面縫了一張紙，寫上大大的「打工」兩個字，沒想到居然有人雇用我去做工，只不過，那是個挖墓穴的恐怖工作。

或許是礦區的死亡率高，禁忌特別多，挖墓穴的工作即使有錢賺，大家還是避之唯恐不及，深怕帶衰。但是看到父親臥病在床，母親又生產在即，我還是毫不考慮就接下這個恐怖的工作。那一年我十二歲，從小的靈異體質跟陰陽眼也讓我在挖墓時承受不少的壓力。那時的我常安慰自己，人生自古誰無死，替人挖墓，如果挖的深，挖的平坦，往生者睡得舒服，那也是功德一件。

十三歲為了家計，背著便當、蓄電池、腳穿膠鞋，全副武裝進礦坑，記得那時，我是整個友蚋村年紀最小的礦工，那時的身高還不到大人的肩膀。

赤腳踩在髒兮兮的地下水裡，像野蠻人一樣脫掉上衣打赤膊外，最可怕的是必須忍受礦坑裡難聞的空氣，裡面空氣稀薄，溫度很高，動輒四五十度，摻雜地底天然瓦斯臭味，還飄散著一股煤礦煙塵瀰漫，再加上所有礦工上廁所都得在礦坑就地解決，所以坑內穢氣沖天，臭味四溢，長年處在這種環境，對健康也埋下了不定時炸彈。

初中歲月，只要讀書通勤打工之外，還有餘暇時間，我就會代替父親進礦坑，當我成績優秀獲得直升高中部的機會時，因父親被債主打成重傷，完全無法工作，我無路可走，只能放棄學業，進礦坑工作，負擔全家的家計以及父親龐大的醫藥費。

section 2

天無絕人之路

當礦工的日子十分悲慘，撇開工作環境糟糕不談，那種毫無希望的感覺，真是度日如年，我變得非常消極，雖然每天進礦坑但始終提不起勁，我甚至把頭悶進被窩裡偷偷的哭泣。那時候，我覺得一切都完了，沒想到我努力了那麼久，結果還是逃離不了礦工的宿命。也不知道這種渾渾噩噩的日子過了多久，直到有一天和一位叔叔工作之餘聊天時他問我：「小蔡，你怎麼不再好好讀書準備重考呢？」這才一語打醒了我，我告訴自己，對啊！我趁現在努力賺錢，等存夠基本的家用，明年再重考一次不就得了。

自從受到那位叔叔的鼓勵，我開始發憤圖強，一掃先前陰霾心情，白天下坑挖煤，晚上推台車，種菜、砍柴、捕魚、獵山產，外加除草打工樣樣來，只要一有空閒時間，我一定拿來讀書，所以當時常可見到一群礦工在我身旁抽菸喝酒，而我則靜靜坐在火堆或燈光下拿書苦讀的身影。

礦工的文化非常頹廢萎靡，因為隨時命在旦夕，所以人人抱持今朝有酒今朝醉的享樂主義心態，只要能活著走出礦坑，就少不了嗜賭及爛醉。在這樣惡性循環下，逐漸地礦工們債台高築，無論再怎樣拚命苦幹，也無法還清債務，最後總會走上另一條路——自殺以求解脫。

或許我是幸運的，我還年輕，接受過老師教誨，我愛讀書，也因為叔叔的一句話，我下定決心自己一定要受更高的教育，最後經過整整一年的努力，我終於如願以償考上台北商專。現在每逢聯考，總有許多考場失意人想不開，有些甚至還上演自殺的悲劇，看在我這個曾經是重考生的苦命人眼裡，真的是深深為他們覺得惋惜。說真的，生命是寶貴的，留得青山在不怕沒柴燒，為什麼不試著再給自己一次機會呢？

section 3

躲過死亡之劫

每逢學校放假，便回友蚋老家跟著父親一起下礦坑挖煤，好減輕父親的工作量，分擔他的辛勞。民國六十年十二月十二日前一天晚上，我記得友蚋村都籠罩在一股不祥的氣氛中，不僅雞鴨夜半亂啼，連全村的狗都在猛吹狗螺，聲音淒厲，真是令人全身雞皮疙瘩都豎起來。其他村民也感覺不對勁，大家都嗅出大難臨頭的味道，度過這難熬的一夜。

隔天準備一起搭車下礦坑時，我居然全身發抖，一閉上眼睛，腦海便浮現大爆炸影像，一股強烈的恐懼感重重向我襲來，我忍不住對爸爸提出請求：「阿爸，好像會有大難臨頭的樣子，我們先不要下去好不好？」只見爸爸張大眼睛驚訝的望著我，好像無法理解一向勤奮努力的我，為什麼提出不想工作的要求，久久他才吐出一句話，沒代誌，為什麼不幹活？

由於我回答不出他的問題只好乖乖又蹲回台車。張叔叔蹲在我前面的台車，回頭好奇的問我，為什麼不想下去挖煤，我還記得，那時我直接了當回答他，因為礦坑會出事。這句話把張叔叔惹得大為光火，劈頭臭罵我小孩子不要亂講話，其實當時我並不想觸大家霉頭，只是有話直說，但沒想到居然讓我說中了。

坐了一小時的台車，才剛到坑底，父親就接到一通電話，說村裡有戶人家要訂婚，整整十桌酒席，必須請他幫忙料裡。父親聽完電話，回頭告訴我，要我一起去幫忙，我只好跟他上最後一列台車出礦坑。約十點二十五分，當時父親蹲在我前面一輛台車裡，所以比我早下車，等我起身準備要跳下車時，前腳才剛跨出台車，後腳還來不及著地站穩的剎那，就聽見坑裡轟地一聲巨響，我驚魂未定回頭一看，身後的礦坑竟然崩塌了。

大家驚惶失措，那時礦坑前哭聲震耳欲聾，許多丈夫在裡頭工作的女人，因為沒辦法接受突如其來的打擊而昏厥過去，大家呼天搶地，卻又無能為力的悲慘情形，真可謂是一座人間煉獄。

直到母親找到我，我們母子抱頭痛哭，父親站在一旁老淚縱橫，比起其他的礦工，我們一家三口真是幸運得令人忌妒啊！誰會料到，才早上十點多我和父親居然因為要辦酒席搭乘無人台車到礦坑外面來，只要再晚幾秒鐘或許我們父子倆都會命喪九泉了。

爆炸的威力震裂地下水層，整個七星煤礦坑道都積滿地下水，救難人員整整花了一天一夜才抽完地下水展開救人的工作，我想當時所有人都心知肚明，裡面的礦工恐怕是凶多吉少。

屍體被炸得面目全非，不是斷頭、就是少了手腳，還有臉被削了一半，再加上泡水太久，都已經腫脹變形，一個個死狀甚慘的躺在礦坑口臨時搭建的停屍棚裡。想到自己和死亡如此接近，我心中頓時對生命有了另一層與以往截然不同的體會，那就是萬貫家財三頓飯，千戶房屋一張床的道理。人的生命就像朝露一般，不知何時會消失無蹤，把握每一刻努力實現自我，才是最重要的人生課題，否則如果就這樣離開人世，似乎是太可惜了。

section 4

感恩經營之神王永慶

曾經在一個機緣下，我成了企業經營之神王永慶的球僮，一做就是五年，跟在他身邊我學到了許多做人處事的原則及方法。

當時，我每天清晨三點起床，王永慶老人家習慣天還沒亮，伸手不見五指的清晨打球，王伯伯捨不得掉球，但對我十分慷慨，常常打到第七或八洞時，就會提早結束，讓我離開以便準時參加學校的升旗典禮。我能順利讀完台北商專真的要非常感激他老人家的慈悲與照顧。

王伯伯送我兩句名言：「刻苦勤儉，生於斯，長於斯，死於斯，不可以忘本。」這是他的精神，我在想王伯伯捨不得掉一顆球，是他一貫堅持的勤儉理念，他只是執著地實行著一種不要浪費的生活原則在他的價值觀裡，與其把物質白白浪費掉，不如拿來做更有用的事。

section 5

歷經人生低潮，更懂得惜福與回饋

出生在礦工家庭，從小全家就一直為了生活溫飽而操煩忙碌，小時候的困苦環境也促使我長大後，極力想在事業上有所突破，想多賺點錢讓家人過好日子。因此我從當助教，補習班教書及會計事務所開始，拚命努力兼課、工作，四處投資，想用錢滾錢，獲得更大的利益。也正因這種貪念作祟，讓我迷失自己，讓我在投資上屢屢失利，十多年的投資生涯真的像一場夢，我什麼都沒得到，只擁有了寶貴的失敗經驗，這是自己犯了貪念，福慧不足的結果。

而中年失業是人生最重要的轉折，投身保險業，創造事業第二春，也藉此機會弘揚佛法，發願渡化千位企業主，也成為打破全國紀錄的「亞洲保險王」，台灣及大陸各地演講邀約不斷。

回想我這一生，從礦工的兒子，有機會赴美完成碩士學位，成為多家企業總經理，失業後還能另起爐灶，創下年收千萬元，這一路走來感恩許多貴人相助，沒有他們就沒有今天的我，我心存感激，心裡始終希望自己也能成為雪中送炭，帶來溫暖的那個人。

自二〇〇〇年起積極到台灣各看守所監獄、育幼院及各級學校演講，以自己如何面對生命中的難關經歷，鼓舞他們，希望讓遭逢逆境的朋友們，更有勇氣面對生命的挑戰。在二〇〇三年我完成保險業績五連霸的目標後，正式成立「礦工兒子教育基金會」這也是唯一針對育幼院童頒發獎學金的機構，在全心投入工作與公益演講，也因為不服輸的個性，超載的行程，損耗身體也種下了癌症的病根。

第二章

罹癌過程——絶處逢生

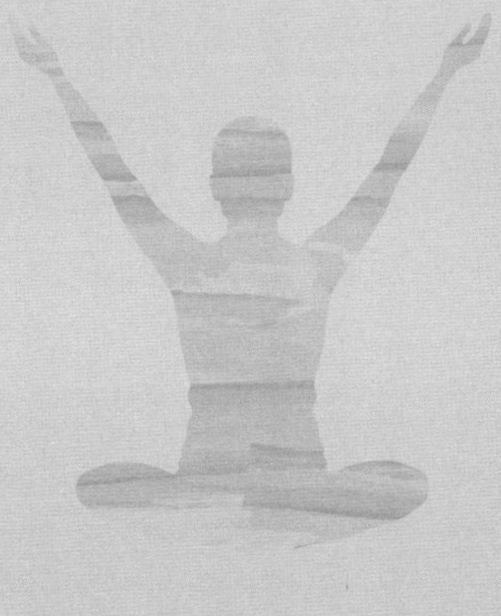

section 1

四十年來凌晨三點睡覺，六點起床

四十年來，三點睡覺，六點起床，我是這麼對待身體的。

罹患癌症，病根是從小種下的。

打從國小開始，我代替父親進入礦坑工作，成為台灣史上年紀最小的礦工，除了進礦坑挖媒礦，還得照顧弟妹兼顧課業，為了考上好學校，每天自修，直到凌晨兩、三點才睡覺。

台北商專就學期間，晚上到夜補校當印刷工，工作結束後主動協助人事主任洗碗、做家事，感謝他免費提供我住宿的地方。即便如此不眠不休，我的筆記仍是全班爭相借閱的第一版。往後的四十幾年，在事業上與人爭鋒，我沒有一天是在凌晨三點以前闔眼，但每天固定六點起床，一天只睡三個小時。

我就是如此長期漠視自己身體的健康，讓身體的組織器官過度工作，常常半夜十二點了才發現因為忙碌的工作，一整天都沒有進食。不吃不睡不照顧，從來都不曾善待過自己的身體。身體就像機器，需要定期保養維護、更換機油，才能延長使用壽命，機器如此，人身更需如此。

過去十餘年，走遍全台監獄、學校、育幼院演講，我持續用同一種方式來對待身體，積勞自然成疾，只是我始終自恃體質很好，現在想來，十分可笑。

section 2

腰痠背痛，到處推拿

我的病灶剛出現時，朋友見到我，個個都提醒我臉色不好。

二〇〇八年年初，我開始感覺到腰痠背痛，找了一位知名的推骨師治療，遍尋中、西醫及民俗療法，甚至尋求江湖術士，卻因為沒有對症下藥，無法解決痠痛的症狀。隨著時間的流失，也開始明顯感受到精神沒有以前好。開會、看書、辦公都很容易疲累，一場演講結束，精氣神都被抽乾了，我漸漸失去了自傲的毅力和體力，這是繼痠痛後的另一個警訊。但，即便如此，我仍然覺得無所謂，直到身體出現更異常的反應，在白天經常不知不覺的就打起瞌睡，這是我鐵打的身體，從來不曾出現過的情況。

section 3

發現癌末的事實、接受醫療的現實

直到疼痛侵襲頭部，痛到大腿站不住，才到醫院進行一系列檢查。身體狀況越來越差，一直找不出病因，十個月後來到某地區醫院就診，當腫瘤科醫師問診時，我告訴醫師懷疑自己不是先前醫師們認定的腎臟病，而猜測問題在骨髓。果不其然，骨髓一抽，病理檢驗分析後，主任當場判斷，我是罹患多發性骨髓瘤，我的骨頭已有百分之八十以上部位病變，全身已被癌細胞占領，確定是癌症末期。

醫師告訴我多發性骨髓瘤在台灣有三百零一個案例，沒有人活下來。聽到這句話，就像是一聲悶雷劈在耳邊，轟隆在腦中炸開，打擊非常大。該來的終究躲不掉，我開始接受自己生病的事實，並接受必需治療的現實。

在這段尋找病因的過程中，我覺察到自己面對癌症的心態是不恐懼，但有罣礙。

我唯一的罣礙是礦工兒子教育基金會，若我的病況危急，募款與發放獎助學金的業務將會停擺。擔心的同時，一項項的檢查仍持續地進行，面對這種罕見疾病患者，再高明的醫師也只能盡人事聽天命。

section 4

住院、放療、化療

若沒有親身體驗過，不會知道化療是如此令人不舒服。第一次做完化療，雙手就出現破皮；第二次化療，我的嘴巴、喉嚨開始潰瘍；第三次化療，從生殖器到腳底全部潰爛，身體早已經不是自己的了。

整個療程就像「套裝軟體」，依照ＳＯＰ跑流程，要能夠承受得起一次又一次的化療重擊，活下來就是運氣。

但化療同時會傷害到健康的細胞，當健康的細胞與癌細胞一起被消滅，免疫系統被破壞，正常的身體組織不能正常運作，抵抗力愈來愈弱，人，就一命嗚呼了。

section 5

轉移念頭

為了不被藥物的副作用打敗，我咬緊牙根將注意力轉移，強迫走路。最困難的就是把念頭從疼痛上移轉，盡量不要想到、感受到身體的痛楚，持誦阿彌陀佛佛號，把念頭專注在佛號上。只要有意識的時候我都這麼做，在痛苦時忍著痛持續走動，睡覺的時間就在病床上打坐。對我來說，沒有恐懼、沒有死亡的壓力，心自然就安定。

我深刻感受到，生病和生意失敗不一樣，事業沒了，可以東山再起，生病時，每天面對的是生死，隨時會走向死亡。生命，就在呼吸間。

在這裡，我想提醒照護重病患者的朋友，生著重病的人總是非常恐懼死亡，擔心自己隨時會離開人世。如果沒有家屬、親友的積極鼓勵、陪伴，和病人一起轉變心念，病友會越來越消沉；倘若病情不樂觀，好好的安慰、引導病人，有一天真的離開，放不下也得放下。所以，要安安心心的走得安樂。

整個生病的過程讓我明白，存在我們身體的每個部分，不論多麼微小，都是各司其職缺一不可，若非不得已，不要動手術切除臟器，會對身體運作造成更大的負荷。也讓我了解身體的奧妙，一個微細的小毛病，就可能引起難以想像的病痛，這個過程讓我更加珍惜色身。

生病是讓自己學習面對因果，幾十年來沒有善待身體，讓色身超量負載，罹患癌症是我對不起自己的身體，雖然深知這樣的果實，必須誠實的懺悔承擔。

section 6

懷抱一個希望

人，最大的敵人是自己，最大的貴人也是自己。

如果醫師告訴你，十萬個多發性骨髓瘤末期的患者，目前沒有一個可以痊癒，你就束手無策的等待死亡嗎？在醫學中心治療的過程中，醫生每天面對這麼多的患者，病人自己如果沒有定見，怎麼可能看得很清楚、想得很清楚？只有自己把心安定下來、理清頭緒，因為只有你自己知道路該怎麼走，該接受什麼樣的治療，讓活路出現在你的面前。

你也可以天天難過，天天等死，在身心折磨下形銷骨立，病入膏肓，負面的思維、產生負面的行動，想要恢復健康的希望當然越來越渺茫。醫生有專業建議，但是和自己身體溝通更重要。

許多人因為重症住院，腦子裡總想到可能再也走不出醫院了，這是人之常情。這樣的事情，幾乎天天在我身邊上演。半夜十一點，隔壁床有人哭了，那家人走了；兩、三天後抽泣聲在安靜的深夜響起，我知道又有人離開人世了。下一個會不會是我？許多人看到隔壁床蓋上白布推走，都會浮現這樣的想法。

想到下一個吐出最後一口氣的人是自己，會不會恐懼？會不會心不甘情不願？培養自己的勇氣和意志力，也是跟癌菩薩溝通的步驟。

section 7

天地方圓

我想，最起碼在人生最後的階段，我要陪著媽媽。心意已決，我立即離開醫院。於是遠離台北搬回基隆山上老家跟媽媽同住。當時的我不敢讓媽媽知道她的兒子罹患癌症更何況是末期，回到山上，徹底放下生活與工作上的壓力，每天清晨四、五點起床爬山，我一邊走上坡，一邊感謝眾生菩薩讓我多活一天。

在鄉下，物質生活和都市沒得比，空氣、綠意、寧靜卻是有錢也買不到的。在老家的菜市場買菜，菜葉是破破爛爛的，因為沒有灑農藥，看這些七、八十歲身體仍然硬朗的老農夫，就能夠明白，懂得吃自在生長於自然環境蔬果的人，才是真正懂得養生之道。

幾十年來，在台北打拚，沉迷於都市的繁華、精緻的美食，應酬時過量攝取動物性蛋白質和脂肪，膳食不均衡，吃飯時間不規律，渴了就到便利商店買飲料……幾十年來吃進的是垃圾食物，這些我都心知肚明。對自己幾十年來所過的日子，有覺知，但沒有覺悟。

我想繼續活下來，重新回到生長的家鄉，回到山上深呼吸，山林裡空氣的味道，直接告訴我什麼是生活品質。這山林環抱的山居歲月，帶給我新的思維，而山野裡的食物成為我身體的養分，而不是負擔。

section 8

千萬功德結善果

我相信，各位朋友如果能面對生活形態的種種錯誤，以後絕對不會後悔。

雖然每個人都有自己的選擇，不管你選擇哪條路，最好不要拖累別人，讓其他人也跟你一樣。

跟大家分享一個小故事：十九年前，那時我剛進人壽公司工作，有位住在桃園的客戶高女士捧場買了一單位防癌險。過沒多久，她打電話問我可否追加防癌險？半年後，高女士告訴我她要自殺，因為當時被醫生宣告淋巴癌末期。癌細胞已擴散全身，可能活不到半年。我苦心相勸：「妳女兒現在才小學四年級，妳要為她活下來，現在死了等於什麼任務都沒完成，白死一場！我把妳理賠的三百七十二萬元申請下來，反正妳本來就想自殺，命跟錢妳都不要了。現在我教妳一個方法，從現在開始，有人需要幫忙，妳這筆錢就給他，每天妳跟癌細胞溝通——癌細胞我現在吃飯為祢吃飯，我現在睡覺祢跟我一起睡覺，就這樣過日子吧！」

過了半年，高女士跟我聯絡，說她戰勝癌細胞，到現在還是健康快樂地生活。當我自己也得了癌症，想起曾經這樣勸過別人，所以我知道：如果不是像高女士一樣看淡金錢幫助人，就沒有資格求癌菩薩。

當時我可以叫別人這樣做，無罣礙念頭轉，發願做善事。這證實了「想法就是作法」，想法對就毫不猶豫付諸行動，一定不會有後顧之憂。高女士抗癌到現在，已有二十餘年，她不僅陪伴女兒成長，更慶幸當初沒做傻事。

這個真實的故事讓我們再次感受到，當你面對任何事情都一定要揚棄負面思想，越正面越好！就拿高女士的例子來說，如果她就這樣傻傻地自殺，先生也不會難過太久，女兒要叫別人媽媽，還有這些年來快樂的時光嗎？

當我自己面對癌症，過去發生在高女士身上的事情，我也得到最大受教。我自己面對時一樣將心比心。由於自己是頂尖保險員，買了不少保險，罹癌後把一部分理賠金布施出去，就靠僅有的住院理賠金過日子。心境一有轉折，生活就不一樣，無論老天爺給不給我機會，要死之前，都希望還能做點善事。

我有位至親就是把錢看得很重，身家好幾億，生病只肯去診所、藥局拿藥吃，更別說要布施做善事了。

二十幾年前，我被朋友倒債，快跳票了，去跟她借一百萬元，她見了我說：「我就借你十萬塊，開三個月票給你！」我拿了支票，眼淚掉下來。幾年前她重病了，還是不改執念，從此進了醫院沒再出來。

迷失在錢堆是很容易的事，因為這些人沒想到他的財富可能是前人種樹而來，並非他隻手努力的，所以更應該去做有意義的事。像華人首富李嘉誠，他把財產百分之六十捐出去，創辦微軟的比爾蓋茲也捐出大多數的財產幫助愛滋病患者，連股神巴菲特都參與善行，把一兆兩千億美元的財產捐給比爾蓋茲，由他全權運用於慈善公益。如何善用財富，好讓更多人在饑饉無助時得到幫助，讓貧窮家庭有翻身的可能，這就是非常偉大的功德。

第三章

癌末癌細胞不見了的新使命與願力

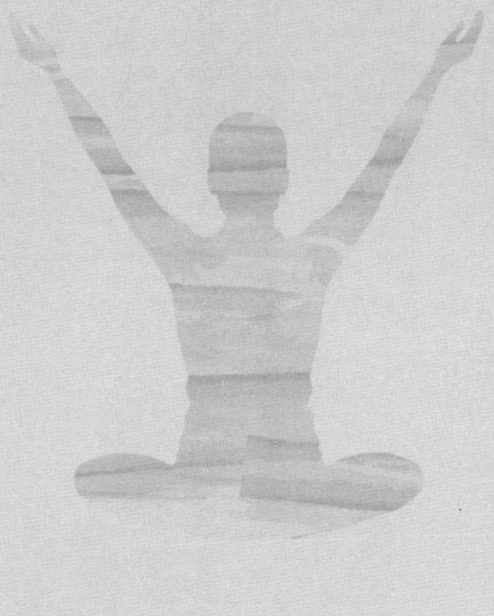

section 1

幫助一個病人、幫助一個家庭

二〇一一年三月底出版《蔡合城癌末癌細胞不見了》這本書，當年是暢銷書，銷售破萬冊。二〇一二年開始捐書，至今已捐出五萬多本書，走遍各大醫院演講（台大、榮總、馬偕、書田、新光、萬芳、基隆長庚、秀傳、光田、聖馬爾定、奇美醫院、屏東衛生局……等）。

演講題目有：人癌共存、癌症心法、如何讓癌細胞轉變為愛細胞，各家醫院的癌症資源中心也不停索書，提供給所有治療中的患者。一直到現在，我和基金會執行長東東還是持續到醫院送書給癌症病人，也到病房去探望癌症朋友，給予鼓勵及關懷。很多朋友看到我，再看到我在書上的長相又不一樣了，身體真正好了，也給他們很大的信心。記得有一回看見一對夫妻，一拿到書先生站起來，眼眶泛紅，雙手緊握著我，在一旁坐著生病瘦弱的太太，眼眶裡也含著淚，可以感受到他們對生病的無助，對自己早就沒信心了。

來基金會的癌友超過四千位，每一個癌症病友都要花上三到五個小時做「話療」，懷抱著給人希望，給人信心，給人歡喜的願力。迄今，我們也幫助了一百多位的癌症朋友平穩的回到工作崗位。

不論是度人、救人，沒有善惡，不論好壞人，不論來諮詢的人目的如何，還是要盡我們的責任，也許一句話可以改變你的一生一世，你把他心裡的話挖出來，讓他找到心以後，讓他知道問題在哪裡，知道怎麼做，也許就有機會過這個關。縱使你救不了他，也讓他走的時候安詳一點，這就是我們的願力，無怨無悔的去做時，你會歡喜承受。

看到有些人終身快樂當志工、有人放下工作回到鄉下田園生活、我發願「幫助一個癌症朋友，幫助一個家庭，藉由自身走過來的經驗，告訴癌症朋友不要恐懼，人癌要共生共存，身心需要全面改變，要跟菩薩懺悔，對不起、請原諒我、謝謝祢、我愛祢。

我的身體從民國九十七年急速惡化，九十八年的西醫治療……一路到現在九年了，我很感恩，能在老天爺的眷顧下慢慢康復，並維持最佳狀況，特別在這五年中「幫助一個癌症病人，幫助一個癌症家庭」的贈書（《蔡合城癌末癌細胞不見了》）計劃，目前已送書達六萬冊，很感恩來基金會與我結善緣的癌症朋友，讓我有更用功的機會，我想佛菩薩是藉我的色身表法，能夠透過定力來啟發內心光明良善的心念，蔡合城幫助病人的這份心「永不退轉」，也祝福所有癌症朋友們「人癌共存」找到心，在心上用功，念頭決定行為，遇事練心，改變念頭，生命才有改變的機會。

section 2

愛的故事

寫給勇敢的小兒——媽咪永遠愛你／礦工兒子教育基金會執行長　張東秀

這些年來看到許許多多癌症患者，每位病人的狀況都讓我心情沉重，尤其是看到年輕的孩子還沒來得及揮灑青春就跌入病痛的深淵更是讓人不捨，我記得有對夫妻來到基金會下跪懇求蔡老師到醫院去探視十六歲腦瘤的女兒，這位妹妹經歷手術、化療、第二次手術後便陷入昏迷再也沒醒過來了，我們進到加護病房看她，帶著唸佛機放在她耳邊，希望佛祖能加持保佑，妹妹的父母無助、絕望的神情，一直深深印在我心裡……。

一位十六歲孩子罹患黑色素皮膚癌，積極手術化療二年後又復發進入第四期，開始過著不敢不做電療的日子，媽媽忍痛寫下孩子成為天使的思念及過程，也質疑持續的電療到底是不是對的選擇。十九歲的孩子來到基金會時骨瘦如柴，因為骨轉移的疼痛，讓他持續了一整年停不下來的化療及電療，我們也到醫院探視他，在臉書上鼓勵他，也勸獨自辛苦照顧他的媽媽，要適時放下化療，這樣的治療狀況是看不到任何機會的，看到那麼多年輕人忍受治療的折磨，我也問自己：如果是自己的孩子生病，我該怎麼做呢？

沒想到這天居然來臨了，小兒子在國外求學，七月暑假時覺得身體不舒服，解小便解不太出來，大便也不成形，在國外必須安排檢查後才能開藥做治療，做了ＣＴ（電腦斷層攝影）便返回台灣，並在妹婿的建議下在新光醫院住院做完整的檢查。

住院第一天晚上，我夢見從爆炸起火的車內拉出兒子成功逃生，我在想這是一個徵兆嗎？在醫院真真切切感受到「只有病過，才能體會病者的心聲與感受」這句話的意義，住院期間每做一次檢查就要心驚膽跳的承受宣判的折磨，癌指數 CEA/200，CA199 /1900 正子掃描肝有陰影，大腸有陰影，大腸鏡檢查確診腸轉肝，腫瘤很大約 11×7 公分，看到二十歲的兒子蒼白瘦弱的經歷宣判過程，我的心也在淌血……淚往肚子裡吞。

回想八年前歷經蔡董事長宣判癌末的過程雖然煎熬，但是董事長的勇敢與堅毅帶著我也鼓勵我勇敢去面對，而現在我必須要用更多的勇敢與堅毅，去協助還沒有人生閱歷的孩子去面對病魔，畢竟才二十歲的孩子要如何接受這樣的狀況？住院第五天切片二次，第一次切八片，第二次切十六片，還是找不到癌細胞，決定先出院返家。回到家母子二人抱頭痛哭一整天，討論接下來的計劃，光是休學的決定就讓兒子哭斷腸，因為與女友的人生規劃全部歸零，更擔心腸子那顆 11×7 公分的大腫瘤阻礙了他求學之路……。

強打起精神到台大醫院尋找第二意見，醫師說：你反正是要來找答案的，那就繼續往下戳，直到找到癌細胞為止……感覺像被淋上一桶冷水，心寒的轉至相識多年北醫戴醫師門診，所有檢查流程要再走一次，包括 CT、MRI、大腸鏡、腸切片、再切肝……。戴醫師熱心、盡責、積極安排會診直腸外科醫師，檢查後醫師擔心腫瘤很快會有阻塞狀況，建議儘速做切除，但是切除範圍極有可能會影響膀胱、輸尿管、肛門，術後也許會有人工肛門及尿袋……然後再繼續安排其他療程……。

我問自己確定要讓孩子經歷這樣的折磨嗎？我跟兒子決定了，跟醫院說 Bye-Bye，要跟癌細胞共生共存。開始看中醫、做針灸、做溫灸，吃植物萃取精華，運動、吃素、讀經、拜佛，要用一年的時間達成目標回去繼續學業。雖然當母親的我曾經掙扎過，之後還要讓他回到國外嗎？深思了二個月也妥協了，畢竟能圓夢是人生的目標，生病也要更勇敢去追夢，為了完成目標，我相信兒子也一定更加能全力以赴。

我要謝謝兒子在面對這件事情比我要堅強，也許是他不瞭解嚴重性，所以沒有困擾他，從離院至今身體沒有任何不舒服，我也深深懺悔，常年在基金會打拚的我，總是說感謝老天爺幫忙照顧孩子，讓我有更多時間做公益。我錯了，沒有陪在孩子身邊是我的錯，董事長安慰我正因為自己公益行善，才能讓我還有機會好好陪在孩子身邊去做改變，我真心懺悔，天天跟癌菩薩懺悔「對不起，請原諒我，謝謝祢，我愛祢」。

回想兒子從小排便習慣就不好，再加上大學生活作息顛倒，也許就是讓身體出狀況的因素，董事長告誡我老是往過去看是無法走過來的，生病一定要有貴人，自己是最大的貴人也是最大的敵人，就端看我們如何做選擇。藉著這個機會一起跟兒子共同學習，有健康的身體才能做更多的事，學習放下恐懼是第一步，雖然不容易，但是一定要努力，當你放下恐懼才有能力做出正確的選擇。

感謝癌菩薩，非常慶幸我沒有被 CA199 高達 1900 嚇到去做化療，因為我知道孩子的身體狀況是無法承受化療的副作用。現在他的氣色明顯變好了，每天勤練運動，也會中氣十足的跟我頂嘴、發脾氣，我概括全受。看到他元氣十足，心裡是安心的，我想告訴兒子，媽咪很愛你，二十年前老天爺讓你來到我身邊，從那刻起我對你只有一個心願，希望你能「健康，快樂，平安的長大」，我願意承受一切困難及加諸於你身上的病痛，謝謝你信任媽咪，我們一起努力去面對病魔的挑戰，共同見證生命沒有那麼脆弱，你想贏，就一定有機會贏。也與所有病童的父母們共勉之。

生病後，才懂得愛自己／陳教授

因為健康檢查，發現自己罹患大腸癌。在開刀、化療的過程中，正值礦工兒子教育基金會董事長蔡合城，以自身抗癌的身心靈體悟，寫成一本書《蔡合城癌末癌細胞不見了》跟大眾分享。我的主治醫師當時便送了這本書給我。

閱罷本書，受到董事長很大的鼓勵——生命，是可以選擇的。

同時也瞭解到董事長十餘年來，為全國育幼院小朋友付出，與張東秀執行長紮紮實實的走遍全台監獄和育幼院，罹癌後更以走入醫院的方式，發願贈書十萬冊，幫助所有罹癌患者及其家庭走出晦暗。我很難忖度，這需要多大的熱忱和堅持啊？感動之餘，也想為育幼院的孩子們略盡棉薄。

意料之外，收到劃撥單的董事長，親自來電謝謝我，願為孩子們盡心，並主動關懷我的病情，幾句親切的談話後，發現我們是同一個主治醫師的病友。董事長一席話，讓我印象最深刻的是——「不怕死」。只要有不怕死的心，就不會恐懼，沒有恐懼，得以靜心，靜心後，慢慢地就能坦然面對、接受自己的病苦。

董事長鼓勵我到基金會當志工，當時想著關在自己的世界裡，容易胡思亂想，便欣然接受。到基金會當志工的過程中，發現到基金會的志工、職工，工作都非常認真，待人接物很熱情，處事皆是正面思考，整個場域的氛圍都是正向的。或許是心存善念，在小小的辦公室裡，共同為全國育幼院的小朋友努力時，身心特別安定。

系上主動邀請董事長以「永不放棄」為主題，為同學們演說生命的考驗與生活的鍛鍊。董事長在演說中不斷地提醒學生，人生、方向很重要，如何找到自己的人生方向？就是找到自己的心。當日演講後，許多同學主動加入基金會志工的行列，在時間允許的範圍內，為社會服務盡一份心。

我是一個個性堅強的人，對自己要求完美，對家人關愛、對工作、對學術成就不斷追求，好，還要更好。這樣的心念和生活態度，讓我在工作上不知道該停下來，日常飲食更不知有節有度，要求完美的性格，無形當中讓身心靈受到極大的壓力，幾十年來我卻處於不知不覺的狀況，或者，是我刻意忽略身體發出的抗議，直到罹癌。

身體病了，心，被掏空。我告訴自己——要勇敢。先生告訴我，不管發生什麼事，我都在妳身邊。這句話在我一片混沌、嗡嗡作響的腦袋中顯得異常清晰，夠了，有這句話就夠了。家人的關懷，讓我有了活下去的動力。

身體病了，要找醫生。心病了呢？要如何安心？

因緣際會，透過主治醫師，間接地認識董事長，認識礦工兒子教育基金會，認識執行長東東，這個團體放送著一個訊息，人生有許多美好的事情要做，愛別人也要愛自己。

前半生為了工作、為了家人、為了自身的成就，不斷地付出，生病了，讓我不得不放開無法預知的生與死，開始理所當然的接受家人、朋友、基金會志工伙伴們對我的關照，時時覺察自己的身體，好好地善待他，猶如視親、愛子。

現在，我把生活中的每一天，當作人生的最後一天，安心、踏實的過日子。每天早上，打開眼睛看見世界的一剎那，我感謝菩薩多給了我一天的生命，因為感恩，讓我的生命更有動力；因為每一天都是最後一天，讓我更珍惜生命。

如果，還有往後，每一分每一秒，都要如此刻般的心情——安定、喜悅，分享幸福。

最後一次看到陳教授是二〇二三年十二月，生病期間仍持續堅持作育英才的熱忱，令人欽佩，無奈持續的標靶及治療，無法抑制肺部腫瘤的轉移及擴散，她的手跟臉色都是黑色的。我們跟教授建議「不要再做化療了」，也安排她上靜修寺修養，做早晚課。山上幽靜生活大不同原來的生活環境，住了二週下山回家，因為身體不舒服回到醫院插了膽汁引流管，從此身體一蹶不振，無法下床，我們持續電話關心，到她家中安慰鼓勵她，即使有千萬不捨，仍無法挽留她的生命……。

section 3

人生的貴人、沙漠的及時雨

貴人，有可能是你的好朋友，默默陪伴、循循開導、分享經驗，讓你寧靜平安，讓身體有復原的動力。貴人，不會從天而降，不是憑空而來，平時廣結善緣，與人為善，遇到困難時自然有貴人相扶持。

人生需要結善緣。無論我們的過程有否很多貴人來助，有朝一日我們有能力，不要吝嗇，要成為別人的貴人。

住台中四十八歲曾師姊是單親媽媽，獨力扶養二個小孩，七年前先生離家不歸，至今音訊全無，長久以來的婚姻生活僅靠曾師姊會計工作的收入勉強維持，先生不肯工作，伸手要錢，嫌棄窘迫的生活，經常不告出走，這次足足離開了七年。這段時間為了維持二個小孩的生活，夜以繼日工作，也僅能換得三餐，每每夜深人靜時，常常自問這樣的婚姻折磨要持續到什麼時候？聽朋友說先生還是住在台中，對孩子卻是不聞不問，她還在期待有一天先生會回家，會改變……還存著希望。

在今年年初，老天爺送了一份大禮物，曾師姊被診斷出罹患乳癌三期，醫師說要化療，要手術，恐懼、無助瞬間湧入心底感覺自己痛苦的日子不斷來臨，要如何面對未來的人生？如何承受肉體的折磨？真的不知道接下來的路該怎麼辦？孩子的照顧該怎麼辦……。

曾師姊帶著二個孩子來到基金會，十三歲跟十歲的孩子，孱弱瘦小，從孩子臉上看不到兒童該有的天真笑容，蔡老師鼓勵曾師姊要勇敢面對生活的挑戰，認真治療身體的病痛，為了孩子一定要更加堅強，為了讓曾師姊安心接受治療也希望能讓孩子有良好的照顧，蔡老師當下撥打電話幫忙尋求適當育幼院所提供孩子協助，讓曾師姊能無後顧之憂安心養病。現在曾師姊持續接受治療，二個孩子也在育幼院獲得良好的照顧，我們盡所能協助病患正向面對疾病，也竭盡所能提供多方協助，「幫助一個癌症患者，幫助一個家庭」願力永不退轉。

上個星期老師到馬偕醫院去看一個二十六歲的年輕朋友，這個朋友的媽媽是馬偕醫院的護士，年輕人肚子腫的像懷孕五個月，肚子不但腫起來，上面布滿血絲，同時一口水都不能喝，插鼻管，呼吸喘，每天洗腎，因為一天二十四小時大小便都排不出來。

年輕人很快就走了，腹水這麼嚴重，五臟六腑都不能動，這樣年輕就必需痛苦萬分的離世，真的為他惋惜。

要碰到貴人談何容易？要有智慧談何容易？人把自己當貴人更不容易。媽媽自己是護士還把小孩子醫治到這種地步，但是沒辦法，無助。

如果沒有信仰，不信因果。癌症病患都是這樣一個一個走掉，要怎麼過癌症這個關卡，心比藥還重要。生病時，特別是癌症，自己會是自己最大的貴人。不要讓恐懼占據心靈，應該要學會好好的與身體的細胞對話，去了解他、去共同相處，這樣會比較有一些機會。

昨天早上來了一位病人快五十九歲了，看起來還幾分灑脫，從醫生確診喉癌第三期，醫生說病情嚴重幫他開了刀，一路撐到今年初再次復發，又一刀，不到二個月又復發。雖然他覺得他已經多活了六、七年了，但此時的心是無助的。受傷的喉頭，低沉的嗓音。他跟孫越叔叔是同一個教會，一個月可以見面一次，以前看到孫叔叔從遠處走來，他就遠遠躲開他。他一路看著孫叔叔轉變成慈祥的臉。他娓娓道來他的過去，泛紅著眼睛，淚光閃閃的，過去的意氣風發現在什麼都沒了。房子沒了，錢沒了，女人也沒了。

他稱呼竹聯幫陳啟禮為董事長，民國九十六年他解散了跟他的小弟們，進出監獄長達十年之多。他想洗手好好經營保全事業，股東又坑殺他的股份，一直官司互告到現在。他的十七歲，他的第一次入獄，無奈決定了他的一生。他看到一個女孩被二個人欺負，他很正義的向前搭救，結果殺了一個男生，另一個跑掉了。他在少觀所被重判十二年，女孩的母親沒說實話，後來那位女孩一直寫信謝謝他。他的案子再次調查，才服刑二年多。出獄後父親走了，他太愛他的父親，他沒了依靠，就依靠了幫派。他說他以前只說謊話，只有在法庭前說實話，但他不殺人，只是拿著槍恐嚇人。

談了四個小時，他談到了他的家、他的女人、他曾經的風光，談到了監獄，談到了我們共同的朋友高凌風大哥。他很謝謝我的傾聽，訝異自己可以坐這麼久。我鼓勵他去看一本書《穿越靈界的科學家》，敘述一個科學家穿越靈界的奇妙經歷──天堂、地獄，就在你活著的時候做了什麼？帶走什麼？你的愛、你的付出還是你的恨、你的怨、你可以選擇的，希望你還是珍惜你的身體，為了你八十歲高齡的母親，加油加油！

每個人的信仰不同，有人信耶穌，有人拜菩薩，宗教信仰，可以給予病人力量，讓情緒能夠安定，精神有所寄託，諸佛菩薩、耶穌基督、媽祖娘娘都可以成為貴人。

人，是群體的動物，不應離群索居，有形無形的貴人，都是因緣，都要珍惜所有。我從小到大遇許多貴人，從礦坑遇到的歐吉桑、王永慶伯伯，到惟覺老和尚，都是我生命裡難得的際遇。

貴人不是一輩子都在幫助你，而是適時來到你身邊的天使。正因為貴人不會隨時守護在我們身邊，所以更需要珍惜當下的善緣。

第四章

人癌如何共生共存

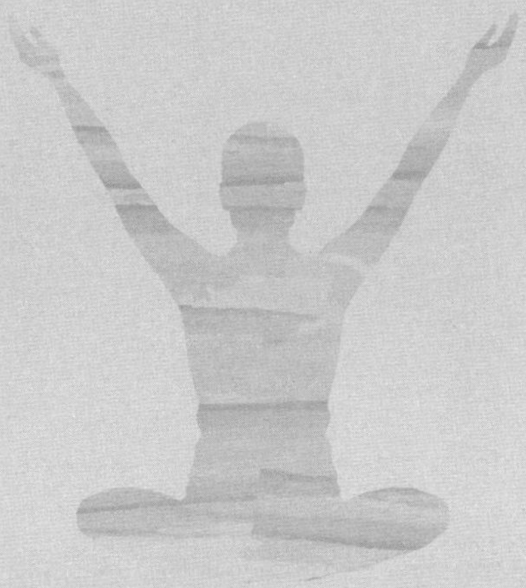

section 1

癌症根源

罹癌是老天爺給的禮物，轉念是重要課題，讓我們有機會發現了真正的自己，珍惜活著的每一天，而且學習到一些重要的人生課題。人都是活在自己「觀念」的世界中，情緒、心念，有決定性，強大不可思議力量。

十二種人註定得癌症，不良習慣讓你成為「癌症候選人」

第⑴老是愛喝滾燙水的人

熱水一灌下去，從嘴巴受傷、食道受傷，尤其是食道，受傷以後很容易得食道癌，滾燙的水到腸胃去對腸胃黏膜都是傷害。

第(2)蔬菜水果吃的少的人

有的人一輩子對蔬菜水果都沒興趣，一輩子喜歡吃肉，從小就開始吃肉到老，這種人會得到癌症，怎麼說呢？體內都是肉食的毒素，沒有蔬果，所以沒有調和，體內都是酸性。

人如果是鹼性的體質就不容易得癌症，可是你把身體弄成酸性之後，註定會成為癌症的候選人。所以蔬菜水果要多吃，肉少吃，肉是酸性，魚肉也是酸性食物，要記得，酸性體質是容易致癌的。

第(3)老是憋尿、憋大便的人

該尿的時候不尿，該大便不大便，憋著，憋久後肛門就出問題，憋久之後腸胃就出問題。為什麼很多人得癌症，直腸癌、大腸癌，憋尿憋大便久了以後就變癌症，這種憋尿憋大便的人也是癌症的候選人。

第(4)晚上不睡覺熬夜的人

半夜兩三點、到天亮都沒睡，長期當夜貓子，這樣子他的肝膽腸胃都沒有休息，時間久了以後他的肝膽腸胃全部出問題，這樣的人就變成癌症候選人。所以早起早睡這句話很重要。但都會區的人都是晚睡晚起，這是錯誤的。我們不要成為癌症候選人。

第(5)坐著都不想動的人

當你一直坐在那裡，肛門、腸子都出問題，因為你不動他就不能蠕動，久了以後這些器官都受傷。坐著不動，你想想看除非你是植物人，中風不能動，否則再怎麼樣都要讓我們的腳和身體動起來。

所以坐著不動的人，不想動的人，一坐就五小時，看電視、電腦就五小時、三小時，這種人很快就得大腸癌，很快就得胃癌，很快就得癌症，這種人也是癌症的候選人。

第(6)整天充滿怨念、憂鬱、恐懼的人

整天抱怨連連，傷心難過、恐懼，有的人像神經病一樣，擔心這個、擔心那個，恐懼、恐慌，對自己沒有信心。這樣的人因為他心情不好，他的細胞都是死的，細胞都沒有活性，久了以後正常細胞就變成癌細胞，好細胞都死光光，這種人遲早變成癌症的候選人。

第(7)飲食不忌口的人

飲食很重要，我們盡量吃鹼性食物，酸性食物不要吃。炸的、辣的、醃的、鹽的、甜的盡量不要吃；有殼的東西，蚌殼、螃蟹、蝦子不要吃。我們要記得，紅肉絕對不能吃，牛肉、羊肉，這是癌細胞最喜歡的東西；冷的東西不要吃，水果從冰箱拿出來，要回溫，飲食不忌口就變成癌症候選人。亂吃，吃到最後變成大腸癌、胃癌，甚至這樣的人層出不窮，因為貪吃，容易變癌症候選人。

第⑻喜歡抽菸、喝酒、吃檳榔的人

這種人絕對會變成癌症候選人。菸抽久了變鼻咽癌、肺癌、肺腺癌；酒喝多了變胃癌、大腸癌；檳榔吃多了之後變口腔癌。你想想看，這個叫不良習慣，不好的習慣養成壞習慣，不良習慣變成癌症候選人。

第⑼脾氣很大的人

其實常會發脾氣的人就是不會善待自己，對很多事不採用寬恕的態度，對自己的孩子、對自己的先生，對自己的家庭，對自己的公婆，對自己的事，對自己的生活。管人是地獄，你眼睛張開，看的都是別人，動輒發脾氣、發飆、拍桌子、破口大罵，夫妻吵架罵小孩，和人對罵，脾氣越大越容易致癌，看得到的都講別人不應該怎樣，很少看看自己。天天都在脾氣不好的狀態。但別忘了，脾氣不好就是生病，脾氣發起來之後，我們好的細胞死光光，我們的腫瘤細胞變癌細胞，你越發脾氣，你的好細胞死的越多，你的癌細胞變越多，而且準備要開始生大病了。所以脾氣一定要好好的學習，要學會常常去看別人的優點，去原諒別人，別人講的一些話我們也不要在意，好好的對自己慈悲一些，這就是善待自己。不要變成癌症的候選人。

第⑽壓力很大的人

工作壓力、家庭壓力，自己給自己壓力，不論男女，壓力來時，將我們好的細胞都壓死光了，把我們的腫瘤細胞變成癌細胞，壓力絕對致癌，會變成癌症候選人。

第⑾家族裡面有基因遺傳的

前幾天有一位師兄來找蔡老師，他的阿嬤得癌症死掉，他的媽媽得癌症死掉，他姊姊得癌症死掉，他外公也得癌症死掉，他自己現在也得癌症，所以這就是家族的基因遺傳。飲食和生活習慣都要注意，否則會變成癌症候選人，是很可怕的。

第⑿不相信因果的人

壞事拚命做，你叫他不要做、不要吃，他聽不進去，因為不相信因果，所以你看來找蔡老師的，醫生也得癌症，出家人也得癌症，護士也得癌症，為什麼？因為他不相信因果，很多癌症是因果病，是業障病。兒童病房的孩子，出生十天癌症末期，一歲癌症末期，二歲癌症末期，整個兒童病房裡面多少小朋友，從投胎就帶來的重病，因為六道輪迴業障果報，生生不息。所以善有善報，惡有惡報，三毒的業報召感來的業報其實很可怕，都是苦果。這十二種有幾種是你？

你自己選吧！如果真的是屬於這些人，你真的要好好斷惡修善，要改過向善，重新做人。我們不要讓不良的習慣成為癌症的候選人，我們要好好的善待自己。

癌症成因

⑴自作自受

人會生病都是有原因的，生活習慣、飲食、對生命的態度，種何因，得何果，種因時不自覺，果熟時自然無法接受。許多人脾氣不好，念頭一來就生氣，生氣是很傷身體的。打開報紙、連結網路，經常看到吵架的新聞，吵到面紅耳赤、青筋暴露，非拚個你死我活不可，這就是不自覺得種下不好的成因，長久以往在身體上容易傷身傷肝。

生病，不是天外飛來橫禍，或遭人傷害，我們自己身體內部出現問題，是自己經年累月造下的因。更需深自檢討的是，到底對自己做了什麼，讓自己生了重病？

生病後，生活作息、飲食習慣，說話的語氣，都要處處謹慎。說話，先經過心，講出來每句話都是在心裡掂量過的，盡量不去傷害到人，才能減少惡緣。禍從口出，善惡一念間，一旦傷到對方，就是覆水難收了。

身心要健康，行為、語言必須跟著調整，種善因結好緣。人，因為貪瞋痴慢疑的執念很深，物質慾望和貪念時常左右我們意志。

簡單生活，降低欲望，學習讓自己的心當主人。面對惡劣的環境、面對生活的磨練、面對重病，念頭不要放在「生不如死」上頭，因為你的心在哪裡，命運就會帶你到哪裡。人的一生，就是「生活」兩個字，不管生不生病，人都要生活。一個人生病，可以讓生活簡單，捨棄不需要貪著的事物，把力量放在當下最想做的事情上。

如果沒有生這場病，我仍被生活的枷鎖牢牢的銬住，無法掙脫出名聞利養。生病了，念頭一轉，更豁達了，還需要計較什麼呢？現在還有呼吸、還能吃喝，才知道，簡簡單單的活著，更是人生。

第(2)業障病

癌症是業障病，大多數的人都不知道，我們眼前所發生的一切，都是我們宿世造業所感召的果報，完全是自作自受，除非自己肯至心懺悔，努力改善，否則誰也救不了我們，但一般人不懂得這些命運苦難的原因。

三十五年前蔡老師在內湖的土地一坪五百元，如果買起來現在三十億了。又想說我蔡老師如果有一億，我一定會做善事，還沒有一億就死了，過去心、未來心都在攀緣，那就是妄想，做不到，已經過去了，就是沒有那個福報，沒有那個機會，三十五年之後還在想這件事，人沒有發瘋，不然就是變成白痴，或是老年痴呆症。你看看，憂鬱症、精神病是怎麼來的？因為你的心妄想，心無法作主，人就發瘋，所以眾生很可憐，若無法修的人，都是業障現前，冤親債主來找你，最後就非走不可。我最大問題除了心裡的壓力，而且我三點睡覺、六點起床，長期四十年沒有休息，積勞成疾，讓身體負荷過重，身上就出毛病，骨頭就出問題了。

知道問題之後，一定要自己懺悔，改變生活習慣，早點睡，讓身體有足夠時間舒緩，讓毒素減少，讓你受傷的身體慢慢恢復健康。

只有發自內心真誠真意的懺悔，才能轉化為殊勝又強大的功德力，才會得佛菩薩之保佑與加持，而你身邊的業障才會得到最大的功德力，要懂得懺悔，努力去做，才能真正消業障，遠離苦難。

如果，你能對癌症完全瞭解，病從哪裡來？病從「心」生，從根本上把念頭改過來，病才會有機會好起來。做到無住生心，應無所住而生其心，心不要住在癌症的境界裡，就沒有癌症的存在，真正做到「人癌共生，共存」。

section 2

人癌共存心法

境由心轉，病由心生，飲食清淡，清心寡慾，健康長壽。

百法說心法是「一切最勝故」，亦即在一切有為法中，以心法最為殊勝！何以呢？因為佛法告訴我們：一切眾生造善、作惡是這個心，六道輪迴也是這個心，乃至成佛做主更是這個心！

人，只要念念珍惜眼前的人事物，就不會胡思亂想、就不會有妄念。我們真正要做到的是，活在當下，把心安住，就算是病痛也能和平共處。

人生不如意事，十常八九，生病了，更不應當活在痛苦裡，念頭不要總是想著身體有多痛、想著行動不能自主、想著還剩多少日子，負面的念頭產生負面的情緒，日子很快就會過不下去，生命很寶貴，自己要能做主活出意義與價值。

癌細胞祂是身體的一分子，祂不是感染，也不是意外來的，是我們長期生活作息不正常、飲食無度所形成的環境，讓祂們有機會常住下來。不論罹癌第幾期，我們都要把癌細胞當成癌菩薩，祈求祂能原諒你，請祂給你機會、給你時間，向自己的身體懺悔，付出行動改變習氣、改變生活作息，不再糟蹋自己的身體。

只要有心調整自己，和癌菩薩和平共處，祂就不會找你麻煩。若祂願意給你多一個月、多一年時間，都要當作是撿到的！

面對問題，面對病痛

改變念頭，生命力也會改變。當我在病房治療時，痛得沒辦法站，沒辦法坐，越想它痛，就會越痛，絕對不會變好。面對病魔末期，人越脆弱越禁不起疼痛打擊，只有一個念頭轉移注意力，轉移疼痛。

當你有毅力，有決心面對病魔，病痛算什麼？能夠轉移念頭不要去想，把心念放在呼吸上，在吸氣、吐氣之間，什麼念頭都沒有。意志力、生命力在哪裡？要怎麼善待它？希望和我一樣患病的人不要未戰先敗。

人到了生死邊緣，幾乎都會有想活下來的勇氣，如果生命的延續權操縱在醫生手上，這個病人還有什麼活下去的本事？

我一直在想，有一天當我大限到來，一定是腿一盤，眼睛一閉，口中誦念阿彌陀佛，坐著走掉。因為有這樣堅定的意念，果然，我沒有在醫院走掉。很多人不曉得我今天為什麼可以活下來，開玩笑地說我不是人！

走過大半輩子，有人面對問題軟弱無能，事業失敗垮了就以為是世界末日，我認為人平時遇到任何事情就要鍛鍊心志，面對挫折困難才能越挫越勇。

生病是老天給你喘息的機會

現在朋友看到我，都說氣色大不一樣，我說我是「慢慢恢復」，重要的是生活改變，身心改變。

我認識一對夫妻年紀都近七十歲，一輩子沒用過健保，他們吃得很簡單，過很素樸的生活；而我們則過著非人的生活，凌晨不睡覺，吃合成食品，吃到細胞全部敗壞，身體到頭來跟你要債。像我吃了二十幾年素食，吃了很多不天然的再製食品，長期下來，這些食物若沒辦法正常消化，就在我身體裡產生問題。

當然，最大病因還是生活習慣。我四十年來每天只睡三、四小時，直到生病後才深切懺悔，才了解十一點以後肝胃膽要休息，我卻還在工作，所以讓器官超乎負荷；就像二十四小時運轉的汽車引擎，最後引擎一定會燒掉。

「身體髮膚受之父母不可毀傷，孝之始也。」這是大多數人都了解的道理，大家可能沒仔細感受，身體任何一個部分都有它必然存在的功效。

人會生病不是沒有原因，從生活習慣、飲食到心態，各種因因果果牽連在一起，但自己卻不自覺。就像很多人脾氣不好，念頭一來就生氣，抱持凶狠非善之心，是很傷身體的！每天打開報紙，經常看到夫妻吵架新聞，吵到動手動腳，兩個人都青筋暴露，一副快中風的樣子，無形種下惡根惡因，這不是活得不耐煩嗎？

心隨萬境轉，我們對外在環境都很容易動搖，我們的內心，遇到好的環境很高興，遇到壞的環境很討厭、很煩惱，脾氣很大，壓力很大，這就是對境界無法處理，疾病便油然而生。所以當我們在心境上能有好的轉換，可以隨緣、可以隨喜，也可以隨順，就是隨順因緣，可以降伏環境，而不被環境所降伏，這就是有能力轉境，境隨心轉，境由心生，要讓自己有更多的正向思考。

將癌細胞變為愛細胞

一位著名的國內癌症專家曾經說過，在他經手的上千名癌症病例中，發現現代醫學所進行的癌症治療，造成大部分病人不是死於癌症，而是死於下列三種原因：即餓死的、毒死的、嚇死的。

最重要的治療模式，絕對不是企圖以對抗、殲滅、移除的方式，這麼做看似解決了問題，可是看不到（癌細胞）不代表就沒了？當癌細胞像雜草般春風吹又生，又從很小很小的種子成長、茁壯，甚至轉移、蔓延、擴散時，該怎麼辦？

癌細胞就是自己的孩子，為什麼長大後會變壞？不是孩子的問題，是因為環境惡化所致！罹癌之後，病人必須了解是自己的各種惡習、種種不好的因緣、不好的訊息導致身體的環境惡化，才使得正常細胞轉變成癌細胞。

要懺悔自己，痛下決心，改過自新，重新做人，努力做好身心靈之修練，孩子會變壞去組織幫派，也能變好——只要了解原因、去除變壞的原因。讓身體免疫力提升，環境改變，可以感化祂，讓祂變好，癌細胞自然會逆轉回來！絕對不是開刀統統殺掉就算了的，如果自身因緣條件都不變的話，以後別的好孩子也有可能又變壞，那到底要殺到什麼程度呢？

癌症是身體環境所致，治癌首重身心環境的改變。

將癌細胞視為癌菩薩與他對話

癌細胞是身體的一部分，不管罹癌第幾期，都要把癌細胞當成癌菩薩，求祂原諒你，讓他再給你機會，再給你一些時間，去懺悔、去彌補。必須確實付出行動，不再繼續糟蹋身體，用心調整自己，和癌菩薩和平共處，祂就不會找你麻煩，若祂願意給你多一個月、多一年時間，都要當作是撿到的。自己必須要面對改變，真心共處一天都是天上掉下來的禮物，絕對要體悟，光是好好「生活」，就可以產生讓你生命力延續下去最大的力量。

section 3

飲食重要性

病從口入

所謂百病從口而入，人之疾病皆因飲食無節無度所衍生，若加上不良的生活飲食習性，及長期的精神壓力、苦惱、憂煩，則易生長癌症，輕則可治，重者喪命。

我們應邀到桃園老人大學演講，來了三百多位的銀髮族，他們來聽演講，題目：「癌症如何好起來，如何減少得癌症，如何不得癌症」，現場非常踴躍，我又寄了三百多卷，我在正德癌症基金會演講光碟送給這些好朋友。因緣之下星期一來基金會的這位朋友，因為他年輕時非常忙碌，應酬也很多。他以前的體重非常重，達一百公斤，但因為長期喝酒，結果喝到胃都切了。酒喝多之後，不但腸出問題，很多都是喝酒喝到變大腸癌，胃也發生問題，整個胃切掉之後，腸子也受影響，腹水，肚子腫起來，肚子脹到連喝水都很難。

所以我們常說「病從口入」，這個師兄他實在是很可惜，因為染上這樣不好的習慣，不停的喝酒。這位師兄在我們辦公室因為鼓勵下慢慢把一個便當吃完了。因為他有信心，他說從來沒有把一個便當吃完過，是吃幾口就不吃了，所以為什麼人是需要鼓勵的，而信心是最大的力量，來基金會找老師的很多善知識，都有信心。

所以說，酒肉穿腸過，我們人若沒有懺悔，不知道自己錯在哪，都無法善待自己，身體這個臭皮囊都是假的，只是借我們用的。你想想看，你不好好對待他，你把它弄成這樣東倒西歪，弄到亂七八糟，你如果沒命了，癌細胞也沒了，你的身體也沒了。所以很多人不知道飲食出問題，生活習慣出問題，壞習慣出問題，都是我們致癌最大的禍源。

癌症第一個發生的問題真的是飲食，我們的飲食、食安出了很大的問題，從塑化劑、起雲劑到銅葉綠素；從問題澱粉、餿水油再到致癌豆乾，近年來台灣黑心食品新聞不斷，許多違法原料添入，許多大品牌頻頻出包，處處隱藏食安危機。我們的肉打針，打生長激素，青菜全部是農藥，我們的水果也是農藥，我們所吃的東西都是添加物，不肖商人加了一些莫名其妙的東西在食品裡面，所以要注意吃的食物，吃很重要。

素食面面觀

素食逐漸成為世界性潮流，成為注重健康的飲食選擇後，素食的相關研究也就愈加豐富。由這些結果顯示，只要注意營養的均衡，素食不但不會影響健康，反而可以防止許多致命的疾病發生。

有人認為吃素是對自己負責的態度，開始清楚自己吃什麼，不再迷迷糊糊地吃。吃素是對自己的一舉一動負責的開始，一點一滴塑造自己的身體，更多人是因為吃素透過健康的生活方式，改善宿疾。

事實上豐盛的物質生活，各式各樣美味肉食，並沒有為人類帶來更健康，快樂的生活，反而造成人類的文明病、癌症及不知名的疾病，令科學家與醫學家束手無策，從「環保、愛心和營養健康」三個角度調整飲食習慣，鼓勵大家選擇利己利人也對地球上一切生靈有益的素食。

從健康角度素食的優點如下：

第一、因植物食品中不含有對心血管構成威脅的有害物質，因此素食可減少血管疾病的發生。最近美國公布的一個研究報告証實，堵塞的冠狀動脈，可以透過素食、運動、服藥和減少精神壓力等綜合措施重新通暢，而不需要依賴手術打通；單靠素食也能達到同樣的目的。

第二、素食可以減少癌症發病率，尤其是直腸癌、結腸癌。這是因素食中含有大量纖維素，能刺激腸蠕動加快，利於通便，使糞便中有害物質及時排出，降低了有害物質對腸壁的損害。據美國有關資料，素食者比肉食者癌症發病率低百分二十至四十。

第三、素食可減輕腎臟負荷。素食對腎功能不健全的腎臟病患者來講，能起到讓腎臟「休息」的作用。腎臟病患者改為素食，適量乳製品的攝入，既可減輕腎臟負擔，又不減少蛋白質的攝入量，實為一舉兩得。

素食的意義／前工商時報總編輯暨社長彭垂銘

＊我的素食因緣

民國六十四年十一月，二十五歲的我進入了報社從事新聞工作，也開始了我今生素食的探索之旅。

說起素食因緣，純粹是因為宗教的關係。我的新聞同業之中，有幾位是佛教徒，我們在工作之餘，常會聊聊佛法，當然也包括素食的一些事情。從那時起，我決定用心而深入的學佛，包括打坐與素食的實踐。學佛讓我知道了必須素食的理由。佛經上說，諸佛如來是因為眾生而起大悲心，因為大悲心而發菩提心，因為發菩提心而成正等正覺。我想：我既然想成佛，就應該要有大悲心，而作為一個有大悲心的人，怎能食眾生肉？

於是我就開始素食了。對於單身的我來說，要絕對的素食相當不容易，因為四十年前，台北很難找到素食的自助餐店，同時在外租屋的我，既沒有廚房，也不會烹飪，因此最可能的選擇，就是吃方便素，也就是所謂的吃肉邊菜。

剛開始素食時，有時難免還會想吃肉，於是就會在心裡默默的稟報佛菩薩：「罪過罪過，這一餐讓我開個方便，下不為例。」不過經常是肉一入口就後悔了，因為覺得肉味實在不怎麼樣，為了吃肉而犯規並不值得。漸漸的，吃肉的次數越來越少，間隔也越拉越長，一直到最後，想吃肉的念頭都沒有了，甚至聞到肉味都覺得腥臭，很不好受。而與此同時，由於結了婚，加上經濟條件改善，我的素食也由方便素進入了純素食。

吃素後，每逢年節回新竹老家，父母親見我吃素，怕我營養不足，總是力勸我放棄，母親甚至為此還掉下眼淚。不過為了學佛成佛的偉大目標，我無法順從他們，總是就我能力所及，講述佛法的殊勝與素食的利益給他們聽，漸漸的，他們也就不再反對。

吃素四十年，我沒有所謂營養不良的任何徵狀，相反的，我算是一個相當健康的人，很少生病，更無大病，這印證了醫學上許多有關素食者比肉食者健康的論點。而事實上，我素食的理由不是為了身體的健康，而是學佛成佛。感恩諸佛菩薩的護念，多年以來，我的學佛之路平坦而寬闊，我遇到了名師，得以聽聞大教，修習頓法，我相信這與素食有關，因為素食使我不與眾生結上惡緣，得以保持身心清淨，有利於學佛。

當然能順利的吃素，也要感謝我的內人，打從我們交往開始，她都沒有反對，甚至還協助我營造素食環境。記得當年婚前，她為了讓岳父岳母接納我，還做了很多工作，先是說服擅長「辦桌」的岳母不要反對，然後再聯合岳母「胡弄」毫無宗教概念的岳父，直到結婚多年以後，岳父才恍然大悟，但已來不及了。

＊長養慈悲心

學佛而素食，目的是在長養慈悲心。學佛而嗜食肉類，心中充滿貪慾，不可能證得菩提道果。因此《楞嚴經》說：「汝等當知，是食肉人，縱得心開似三摩地，皆大羅剎，報終必沉生死苦海，非佛弟子。如是之人，相殺相吞相食未已，云何得出三界？」

或許有人會認為，過去釋迦牟尼佛住世時，並沒有規定佛弟子一定要素食，現在南洋佛教國家的僧伽也不戒肉食，可見學佛修道與素食無關。其實這是對佛教的嚴重誤解。釋迦牟尼佛在古代印度實行乞食生活，為了讓施主都能平等的有種福田的機會，特規定弟子必須挨家挨戶次第乞食，不可揀擇分別，對於受施的食物，也都隨遇而食。今日南洋僧伽，仍然遵循此一舊制，沒有改變。

事實上，絕大部分的施主都知道佛弟子心向素食，布施時也都避免供應葷食，只有一些不甚了解的施主才布施肉食。對於這些少之又少的例子，自然無須加以放大，而以此認定出家人不必一定要吃肉。

佛教傳至中國，展現大乘氣象，佛門僧眾濟渡眾生的苦難惟恐不及，豈有食肉之理。中國佛教之持戒素齋，為慈心不殺樹立了良好的典範，也為僧眾戒律建立了卓越的制度。即使是西藏佛教，過去因地處高原無法種植蔬菜，以及天寒地凍須脂肪維生而不禁葷食，現在也因科技進步環境改善等因素，而逐漸改為素食。達賴喇嘛就多次公開鼓勵藏人盡可能素食，以長養慈悲心。

當然，在家佛教徒沒有規定要和出家人一樣素食，但是如果條件許可的話，能夠素食對自己總是有莫大的好處，值得努力嘗試。

對有些初學佛者而言，一下子斷絕葷食可能有些困難，因此有若干方便的素食方法可供採用。例如「吃花素」，是相對於「吃常素」的一種方便，每月之中選擇數日素食，有的選農曆初一、十五，有的選六齋日（每月八、十四、十五、二十三、二十九、三十日），有的選十齋日（六齋日再加一、十八、二十四、二十八日）。

又如「吃方便素」，也就是「肉邊菜」，素食者有時身不由己，處於葷食的情境，可以只吃菜，不碰肉類。如果這些方便素食都做不到，便應吃「三淨肉」，也就是只吃「不見殺、不聞殺、不為我殺」的肉，不要自己挑選禽畜魚貝，自行宰殺，或請人宰殺。

一個人剛剛開始素食，必定引來親友同儕的異樣眼光，各種詢問隨之而至，有些詢問出於關心，有些則有嘲諷成分。素食者此時必須表現出謙和而堅定的態度，善為解說，以化解他人的疑慮，也明確宣揚素食的初衷。

現代人應酬宴客的機會很多，如能以素食待客，真是功德無量，冥冥之中，必有福報。如果是婚慶喜宴及祭祀祖先，更應採行素食，把素食的功德迴向給至親眷屬及歷代先人，福報無邊，不可思議。

*但聽屠門夜半聲

佛門中有五戒，五戒中的第一戒是殺生戒，也就是不戕害眾生的性命。雖然上天有好生之德，但是我們人類卻有好殺之惡。很多人每天「大開殺戒」而不自知。

人類幾千年來的歷史，就是一部殺戮史。雖然世界大戰等級的戰爭已經很久不再發生，但是全球迄今仍有許多地方烽火不斷，恐怖攻擊事件也頻頻發生。別以為人類真的很進步、很文明，不再像古代一樣，野蠻、粗暴、互相攻伐。其實錯了，隱藏在人類內心深處的那一念殺心，還在隱隱然的蠢動不已。

一念殺心，在儒家來說，就是無惻隱之心，在基督教來說，就是無博愛之心，在佛教來說，就是無慈悲之心。雖然它尚未付諸於行動，但因存在於隱微之間，潛藏於幽獨之內，難保不會一念忽生，殺戮倏起，根本難於防範。

這一念殺心，會不會用在人與人之間，最終引爆核子戰爭，造成地球毀滅，人類絕種，這就要看人類自己的抉擇，誰也說不準。不過殘暴不仁的人類，把一念殺心用於動物，卻是變本加厲。

「食不厭精，膾不厭細」，人類為了口腹之慾，對動物的虐待與殘害，手段之惡毒，令人髮指。跑一趟飼養場與屠宰場，就知道商人為了增加產量及降低成本，如何以極不道德的方式，對待弱勢的生靈。

據估計，人類每年吃下約二十億隻飼養的豬、牛、羊等哺乳動物，連帶約二百五十億隻的鳥、雞和其它家禽，以及為數數兆的各種魚類。難以計數的冤魂，緊跟著人類，包圍在仇人的四周，伺機報復。

歐洲文藝復興運動的健將達文西曾經這樣感慨的說：「真的，人類是一切動物的主人，因為他的殘忍超過一切動物，以別人的死亡，換取自己的生命，人類的軀體，因此成了動物的墳場。」

「千百年來碗裡羹，冤深似海恨難平，欲知世上刀兵劫，但聽屠門夜半聲。」殺生就是世間戰爭的原因，因果業報，歷歷不爽。「假使千百劫，所作業不亡，因緣會遇時，果報還自受」，因果律是世間第一定律，人類造了殺因，怎麼可能不遭致殺果？不能戒殺，不能素食而侈談世界和平、世界大同，真是痴人說夢，夢到驢年也實現不了。

為什麼？就是那一念殺心。因貪而殺，因殺成業，因業得果。不要說因果律是迷信，因為「我看不到」。很抱歉，高壓電你也看不到，不過你想試試嗎？

出家前嗜食雞鴨的廣化法師，出家後深悔過去造下太多的殺業，有一次在拜懺時看到成千上萬的雞鴨在後面跟著他，知道業障現前了，雖然請來居士在身旁護著他，然而當晚仍然摔斷腿。

業網恢恢，果報難逃，許多善書都有連篇的記載，不信邪的朋友們不妨看看。

＊莫造殺業

現在許多人喜好美食，也講究養生，可是如果不能盡可能的素食，那麼這些美食與養生，終將只是一場災禍，對自己毫無利益。更可憐的是那些餐廳老闆，為了經營事業，每天大量的殺害生命，日後惡報現前，必然會後悔莫及。對於眾多的小餐廳業者來說，做餐飲生意是為了養家活口，無可奈何。不過近幾年來，許多殷實的企業家，包括他們的夫人及下一代，一窩蜂的開起高價精緻的時尚餐廳，為了滿足自己及他人的口腹之慾，造業累累，真是可悲。

餐廳老闆們如果轉個念頭，改開素食餐廳，那真是美事一樁，功德不小。我們常說放生功德很大，事實上提倡素食就是放生，因為素食可以讓人們不去殺生，日積月累，聚沙成塔，其效果等同於大規模的放生。有些人會說：喔！原來你是一個迷信的素食主義者，才會講這些歪理。親愛的朋友們，這不是迷信，而是慈悲與智慧的體現，我們不妨討論討論。

在討論之前，先說說有哪些人吃素。釋迦牟尼、耶穌基督、穆罕默德、蘇格拉底、柏拉圖、阿育王、伏爾泰、富蘭克林、達文西、盧梭、雪萊、愛默生、梭羅、托爾斯泰、蕭伯納、卡夫卡、泰戈爾、甘地、史懷哲、愛因斯坦等等，這些大人物都吃素，都有著深邃的思想、偉大的靈魂。我們能說他們迷信嗎？

吃素代表慈悲，代表智慧，反過來說，喜歡大魚大肉的葷食者，就是沒有慈悲，沒有智慧。這句話筆者知道許多人聽著刺耳，但是請用理智回答下面幾個問題：

一、你喜歡吃動物的屍體嗎？

二、你敢吃父母長輩眷屬親友的肉嗎？

三、你不怕被殺被吃嗎？

四、你願意看到人類互相殘殺嗎？

以上四個很基本的問題，任何人的答案都是否定的。但是親愛的朋友，當你在對著雞鴨魚肉大快朵頤時，這幾件事情就已經發生，或注定即將發生了。其實你犯的錯誤還不止此，當你知道原委時，你會很震驚，很難過，也很恐懼。

晚近以來，素食餐廳逐漸增多，經營得也很上乘，不僅窗明几淨、環境優雅，所做出的料理更是精緻可口、營養充分，這個現象非常可喜，因為它說明了素食人口增加了，素食餐廳才會跟著增加，而素食餐廳進步了，更進一步的吸引素食人口。不可諱言，素食人口增加，主要原因還是為了身體的健康，與宗教上的慈悲心關係不大，不過無所謂，只要能夠減少殺生、減少造業，就是一件好事。

＊六親鍋裡煮

按照佛教的說法，眾生依據業報，在六道裡面輪迴。如果能往生天道、人道還好，如果墮入畜生道、惡鬼道、地獄道等三惡道，那就苦不堪言了。

許多人對所謂的輪迴之說嗤之以鼻，認為那是迷信、妄語，他們老是理直氣壯的說：「你要我信，可以，請拿出證據來！」

因果報應與六道輪迴的運行，對具有佛眼的諸佛、具有法眼的菩薩，乃至於具有慧眼的羅漢來說，是看得清清楚楚的，只是對我們肉眼凡夫來說，就看不到了。我們只能慚愧自己沒本事，不能怪人家拿不出證據。

歷代祖師從來不打誑語，他們以無比的悲心，不斷的勸人素食，無非就是不希望看到人類食啖動物墮入輪迴，然後投胎動物而被啖食。更何況，現在的動物之中，有些曾經是我們過去生中的父母子女兄弟姊妹以及親戚朋友，我們吃動物的肉，無異吃過去生中親友的肉，這真是一件悲哀與罪過的事。任何人如果相信輪迴，怎麼還敢葷食呢？

把動物與過去生的親友扯在一起，讓人覺得很不舒服，記得我第一次看到這樣的敘述，也是很不以為然。不過在多了解佛法大意之後，才又相信這是事實，很悲傷，也很無奈。而這也就是過去歷代祖師、高僧大德披剃出家的最大動機——成佛度眾，讓所有過去生世的親友，都能脫出輪迴、離苦得樂、究竟成佛。

唐朝時候的奇僧寒山曾寫過這樣的偈子：「六道輪迴苦，孫兒娶祖母，牛羊席上坐，六親鍋內煮」。有一次寒山路過一個宅院，看到一位俗家人正在娶媳婦，具有眼通的寒山發現新娘原是新郎的老祖母轉世，同時看到坐在筵席上飲酒食肉的來賓，都是過去新郎家裡所飼養的牲畜，而正在鍋裡蒸煮的豬羊雞鴨，都是過去他們家裡的六親眷屬。寒山看了，可憐六道凡夫生死流轉，相啖相報，不禁悲從中來，而寫下這個偈子。

寒山是一代奇僧，也是一位詩僧，相傳他是文殊菩薩化身示現。或許因為唐朝距今太久，很多人不認得他，也不太相信這段記載。不過沒關係，我們換一位近代高僧，聽聽他怎麼說。

廣欽老和尚大名鼎鼎，幾乎無人不曉。他一生潛修百苦，徹悟本來，年輕時在福建山洞中靜坐禪修，感得猿猴獻果，猛虎皈依。來到台灣以後，冥陽兩度，禽獸馴歸。據說當年蔣經國總統非常信服於他，每當國家遇有重大問題難以決斷，例如在退出聯合國等危疑震撼的時刻，都會驅車到土城承天禪寺向他請教。

廣欽老和尚說什麼呢？他說：「世人為五慾所迷，想吃好的，殺生滋養身體，殊不知吃的是自己的肉，吃人家一斤，一定要還人家十六兩，這是逃也逃不掉的。就是這樣一生皆在討債還債，死死生生永遠跳不出輪迴的圈子，況且所吃的是以前父母的肉，於心何忍？」

＊可敬的動物

釋迦牟尼佛夜睹明星成道的第一句話，就是「一切眾生皆有佛性」，在佛的眼中，他是「已成佛」，一切眾生則是「未來佛」，終有一天可以成佛。因此不要小看動物，在很久很久以後，當牠們業報受滿，轉為人身時，他們便有機會聽聞佛法，有智慧了解佛法，一路精進，便可成佛。

而現在擁有人身的我們，整天在貪瞋痴、殺盜淫中度過，「起心動念，無非是罪，無非是業」，到頭來墮落到畜生道中，供人宰殺。果真如此，那才真是可悲啊。其實動物和人類一樣，都有佛性，也有很多可貴的天性，諸如忠、孝、節、義、慈、愛、廉、信等，在牠們身上常常可以看到。

有些人雖然不是素食，但是牛肉、狗肉、羊肉、馬肉絕對不吃，理由是狗、羊、馬、牛代表忠、孝、節、義，基於對這四種動物的尊敬，不吃牠們的肉。

狗的忠心是無可置疑的，忠犬的故事太多，說也說不完。有些人在歷經親友的詐欺、出賣、背棄後，發現世上僅存的真正可靠的朋友，就是家裡的狗。羊很孝順，母羊哺乳時，小羊必定跪飲；馬很有倫理觀念，絕不做逆倫之事，否則寧可撞壁跳崖而死；牛很有義，任勞任怨的為主人工作，從無反抗。

其實不止牛羊馬狗，很多其他動物也有這些可敬的行為。像大象，對主人也是非常忠心，以身殉主的事例極多。安祿山造反，唐宮廷裡飼養的舞象竟然不向他拜舞，因而全部被殺。元朝有駕象，明太祖登基，駕象不肯跪拜，死於殳（一種兵器）下。至於烏鴉反哺，稱為「孝鳥」；鶴與鴛鴦也很守貞節；猴子追隨主人，常有護主殉主的義行表現。此外，慈愛子女幾乎是所有動物的天性，也就是「母愛」，比之人類毫不遜色。

書上記載，有一個人喜歡烹食鱔魚，某日在烹煮時，他看見鍋中有幾隻鱔魚把身子彎起，肚子朝上，而讓頭部和尾部就烹，他很好奇，就把這些鱔魚解剖看看，原來這些鱔魚肚子裡都是魚卵，它們為保護後代，竭盡所能，至死方休。

從前三國時代，魏國大將鄧艾伐蜀，出征涪陵，途中看見一隻母鳥在樹上餵食雛鳥，於是他拿起弓箭射向這隻母鳥，母鳥驚避，但因雛鳥還在巢中，不忍飛去，終於被第二箭射中，母鳥中箭之後，仍然帶箭餵食雛鳥，一隻又一隻，一口又一口，直到氣絕，才哀鳴而死。鄧艾看了這一幕，非常後悔，嘆了一口氣說：「我違物性，殆不久人世矣。」

「獵騎蹁躚草正肥，腰弓挾矢去如飛，勸君莫打枝頭鳥，子在巢中望母歸」，寄語世人，不要殘暴的對待動物，同是六道淪落者，相逢何必苦相逼。現在流行「轉型正義」，政治人物誇誇其談，然而世間沒有真正的正義，除非人類能夠謙卑、謙卑、再謙卑，直到能夠善待動物為止。

＊不願面對的真相

保護地球、挽救生命已成為許多人關心的話題。美國前副總統高爾多年前還因拍攝了《不願面對的真相》紀錄片，闡述溫室效應對地球的危害，而榮獲二〇〇六年奧斯卡金像獎，而高爾本人也因此贏得了諾貝爾和平獎。其實，推廣素食對保護地球也具有關鍵性的作用。

地球平均溫度一年熱過一年，這是溫室氣體在作祟。但是很多人沒注意到，溫室氣體的排放，除了化石燃料的使用外，畜禽養殖也是一大來源。人類每年養殖約三十億頭家畜、三百億隻家禽，溫室氣體排放可觀，若能大量減少養殖，地球得到的保護極為巨大。

其次，素食也可以減輕大地的負荷。根據專家的計算，製造一磅的肉品得消耗十六磅的玉米、小麥或其他穀物，既然如此，以素食取代葷食可以極大的緩解地力的負擔。同時，生產一磅的肉品需要二千五百加侖的水，而生產一磅小麥，只需二十五加侖的水，差距達百倍之多。在水資源欠缺的年代，葷食真是太奢侈了。

在美國生產的玉米當中，人類吃掉了二〇％，家畜則吃掉了八〇％。美國的農地當中，用來飼養家畜的占去了六四％，用來生產蔬菜水果的只占二％。「想像在一家餐廳坐著四十五至五十位客人，這些客人面前擺著空碗，只要你吃一客牛排的費用，就可以在每位客人的空碗裡裝滿煮熟的米食」。這一段專家的描述，突顯出素食與葷食兩者在地球使用成本上的巨大落差。

上述的數字指出重要論點：素食者其實是地球的保護者，默默的幫忙儲存地力與資源，節省無謂的消耗。

進一步言，放養牲畜造成土地沙漠化。美國西部大約一〇％的貧瘠土地已經變成了沙漠，中國華北地區沙塵暴的惡化速度令人吃驚。十幾年前中共朱鎔基總理就曾警告，如果問題不能有效控制，中國未來勢必被迫遷都。這對於所謂大國崛起，真是莫大諷刺。

素食也是解決人類饑荒與貧窮問題的有效手段。素食代替葷食，可以騰出許多食物轉移給窮人，統計報告指出，只要降低美國肉類生產量的一

○%，就可以增出可餵飽六千萬人的穀物，如果更多國家也一起行動，每年可以有數億人免於飢餓甚至死亡。

再來就是健康的問題。對畜禽施打荷爾蒙、抗生素及各種藥物，造成了人們身體健康的危害，從而，各國政府與人民每年所花的醫療費用，難以估計。從前印度自英國的殖民統治中獨立時，西方媒體訪問印度的國父聖雄甘地，問他將如何帶領印度人民發展經濟，改善生活，達到與英國人同樣的生活水準。甘地回答說：要讓印度人過著像英國人同樣的生活是不可能的，因為這需要好幾個地球。

甘地真有遠見。然而他絕對沒有想到，六十年後印度和中國經濟起飛，只不過稍稍提高一點人民的生活水準，就已經把地球的各種資源供應搞得緊張萬分。

多年以來，極端氣候、環境惡化、資源枯竭等現象已經讓世人吃足了苦頭，情勢越來越嚴峻，末日時鐘鈴聲大作，然而人類依舊自私自利、各懷鬼胎，無法團結一致做出強力的回應，因為大家都還不願面對真相。

section 4

運動

運動能使人吸收比平常多幾倍至幾十倍的氧氣。

美國的醫學研究發現，人體吸氧量增多，呼吸頻率加快，通過氣體交換，可加速將一些致癌物質排出體外，降低癌症的發病率，即使得了癌症，身體康復也較快，也能延長生命。運動後出汗，可使體內的鉛、鍶、鎳和鈹等致癌物質隨汗水排出體外，從而發揮防癌的作用。

運動可使人血液循環加快，癌細胞就好似湍流中的小砂子一樣，不易停留，也不容易轉移，因此易被人體免疫系統清除。運動可以增加腸胃的蠕動，縮短有害物質通過腸道的時間，因此可以防止腸道癌發生的機會。

運動時肌肉會產生高熱，溫度甚至可上升至攝氏四十度以上，癌細胞對

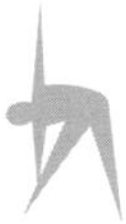

熱的承受能力不如正常細胞，較容易被殺傷。運動會加快骨髓生成白血球的速度，使白血球數目增多，存活時間延長，增加吞噬癌細胞的能力。

運動不僅在癌症治療進行中是安全的，還可以改善身體的功能和生活品質，減少疲勞感。

每位癌症病人應該考慮其病況、體能、興趣及安全，做「適度的運動」的安排，慢慢增加鍛鍊及運動的強度目標，幫助你保持耐力、肌力、靈活度和平衡度。你越運動，就越能改善你的體力和提高身體功能。

人的免疫功能在四十歲以後會逐漸消退，癌症是免疫功能失敗的產物，運動能使人感到愉悅，改善人的情況，消除煩惱及壓力，增進免疫功能。

section 5

排毒

排毒的第一步就是避免毒素進入身體。

我們需要避免來自食物、藥物和環境三大方面的毒素。

食物中的毒素包括殘留的化肥、農藥、激素、獸藥、添加劑、反式脂肪以及轉基因成分等。藥物中的毒素來自常用止痛藥、抗生素和類固醇，以及各種對症藥物，例如減肥藥、降糖藥、降壓藥和抗腫瘤藥物等。環境中的毒素來自空氣污染、水污染、建築裝修材料、印刷品、洗滌劑、化妝品和其他日化用品等。

進入身體的毒素到哪裡去了呢？部分長期滯留在體內，部分可以通過糞便、尿液、汗液和呼氣等四大通道直接排除，部分可以通過肝臟先解毒再行排除，部分可以通過人工輔助方法排除。以下提供幾種排毒方法。

生活排毒

過有機生活，盡量減少吃化學藥品。

戒菸限酒

不用或少用化妝品、洗潔品和清潔劑（地板漆或蠟、電線、保鮮膜等日常生活用品都會釋出塑化劑。勤洗手、不用塑膠製品盛裝熱食、熱飲及含油脂的食品、定期打掃居家及隨手拔掉電器插頭，可減少吸入塑化劑的機會。

居住和工作在空氣流通的、沒有裝修污染的地方

使用HEPA空氣過濾器，家庭健康淨水器，抗氧化好水（幫助中和活性氧自由基，小分子團，讓身體細胞更容易吸收。健康SPA除氯沐浴器（讓皮膚、肝、腎及肺不受氯的侵害）、臭氧水殺菌機（分解食物上農藥及

化學物）。

食物排毒

選擇有機、綠色、無公害的新鮮食品，占整個飲食八〇％以上；十字花科花椰菜（西蘭花、菜花、大白菜、小白菜、油菜、甘藍、芥菜等），以及富含硫化物的蔬菜（大蒜、洋蔥、韭菜等），它們富含螯合物，可以在體內與毒素結合然後排除體外富含膳食纖維的食物，包括大豆、燕麥、魔芋、紅薯、蘋果、雪蓮果、芹菜、蘿蔔、菌類、藻類、堅果種子等，以解除便祕，清除血脂。

營養排毒

補充維生素，特別是維生素C、維生素E、α-硫辛酸排毒營養素，堅持四個月以上。

維生素C可以幫助清除體內水中的毒素和自由基，維生素E可以幫助清除體內脂肪中的毒素和自由基，α-硫辛酸可以幫助同時清除體內水中和脂肪中的毒素和自由基，並且可以保護維生素C和維生素E，協調其共同作戰。

礦物質，特別是鋅、硒。鋅和硒等微量元素具有抗氧化作用，並且參與多種酶（酵素）的合成或增加其活性，可以幫助防治癌症。

酵素，酵素可以從多種水果和動植物中低溫萃取，能夠提高新陳代謝的效率，加速毒素的分解，幫助解除便祕。

飲水排毒

水是構成人體的重要成分，水約占成人體重的六〇～七〇％。血液中含水量約達九〇％以上，飲水可促進新陳代謝，減少代謝產物和毒素，幫助肝腎排毒，增強肝腎的生理功能。

選擇飲用抗氧化好水，每天飲水八杯以上。每天早晨喝水一到二杯，每次飯前半小時喝水一到二杯。吃飯期間和飯後二個小時內少喝水，以避免沖淡胃酸和消化液。水可以提高酶的活性和分子化學反應速度，改善代謝和循環，加速毒素排出。

睡眠排毒

睡眠的作用不僅僅是讓我們恢復體力和精神的，更重要的就是我們的身體器官代謝及解毒，也需要通過睡眠來幫助完成。

人體經脈都有特定的排毒時間，尤其晚上十一點到凌晨三點是膽經跟肝經排毒時間，必須熟睡，膽、肝才能進行排毒，凌晨三至五時是肺的排毒時間，熬夜或日夜作息顛倒，不管是中醫或是西醫都認為對健康不好，中醫更認為每個時辰經脈都走到不同的臟腑，如果不休息，臟腑無法工作，身體內毒素無法排出，容易影響身體健康。

section 6

植物萃取補充品

天然植物萃取精華，在協助治療過程中，具有很好的輔助功效。

抑癌

誘導多種癌細胞凋亡。也具有極佳的抑制生長能力，甚至還能殺死淋巴瘤細胞，卻不會對正常細胞造成危害。也發現它具有明確的抑制轉移機制，並且，當植物萃取精華與抗癌藥物合併運用時，藥物更易進入到腫瘤細胞當中，不但提高抗癌藥物的流入量，也減少了藥物的排出量，能有效促使癌細胞凋亡。

保肝

植物萃取精華的確具有提升動物肝細胞生存力、抗氧化力，以及解毒代謝能力的功效，而且，也確能降低酒精所誘發的急性肝損傷、改善其併發症，而且還能抑制肝臟纖維化。

抗發炎

植物萃取精華可預防腦部細胞發炎、可抑制人類胃上皮細胞發炎的結果。並且，也證實當中的三萜類化合物，包含樟芝酸A（Antcin A）、樟芝酸B（Antcin B）、樟芝酸C（Antcin C）等，都具有抗發炎的活性。

降血壓、降血脂

在動物實驗中也發現，植物萃取精華具有降低血漿當中三酸甘油脂和血糖濃度的效能，顯示確實可以有效降低血液中的脂質指數。

抗氧化、抗衰老

經過研究，證明植物萃取精華具有高度的抗氧化活性，因為它的成分中富含多酚類、維生素E及抗壞血酸等抗氧化物質，可以說是非常直接的自由基清除者。

保護神經

而在相關實驗中，也已證實植物萃取精華可以經由PKA-dependent路徑抑制JNK和p38的活性，而避免PC-12（一種神經細胞）的凋亡，顯示出具有保護神經細胞的重要功效。

換言之，人之所以生病，就是因為免疫系統有所缺失，或因營養補給不足，導致免疫系統怠惰、反應不夠快、來不及反擊病原，所以，要維持健康，就應供應充分營養，保持免疫系統的強健。植物萃取精華也能在治療各階段中提供一定的協助。

第五章

癌症心法

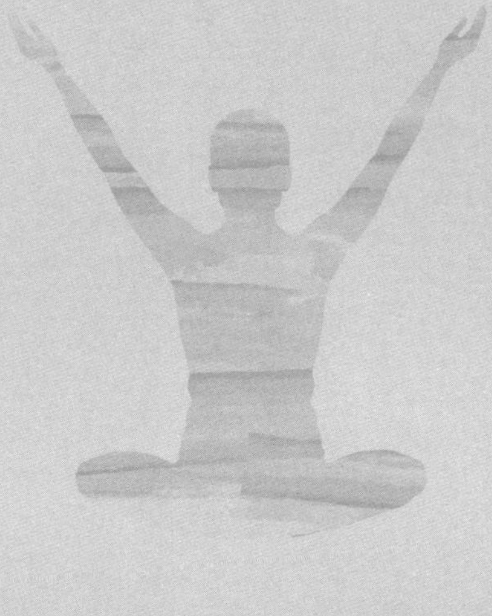

section 1

無住生心的心法

我們人的煩惱從哪裡來？都是我們的念頭，煩惱孩子、煩惱生病，煩惱自己得到癌症，心一整天一半以上都住在癌症裡，覺得自己沒命了，很痛苦，這裡痛、那裡痛。人為什麼會痛？心在痛，你骨頭也好、頭也好、手腳也好都在痛，肚子也痛，都是我們的心住在痛的境界裡面才會痛。所以人的感覺是什麼？就是心的這個念頭，這個痛覺是痛苦的，是不好的，感覺是不舒服的，所以「無住生心」說起來很簡單，但要做得到很困難。

要做到「無住生心」，「應無所住，而生其心」，心不要住在癌症的境界裡，就沒有癌症存在。如果你能對癌症完全了解，病從哪裡生，病從心生，把根本上的念頭改過來，病就會好。

過去古人說，不要造惡業；善的業可以上天堂，惡的業可以墮地獄，人可能有上過天堂，有下過地獄，都是根據我們的念頭來。

周師兄跟蔡老師的爸爸同輩也曾當過短暫的同學，在那個辛苦的年代，能當個幾天學生都是奢望，算算年紀應該也有九十歲了吧！見到他容光煥發，氣色紅潤，行動敏捷不輸年輕人，神奇的是臉上全身沒有一顆老人斑，皮膚就像嬰兒般細緻，陰雨濕冷的天氣，大家穿著長袖外套還能感受涼風威力，而周師兄穿著短袖短褲卻一點也不以為意，仍舊精神奕奕的侃侃而談。

師兄在三十多年前曾被醫院診斷出肺癌，回到自己居住多年的陋室，深信阿彌陀佛的心，一心一意稱念阿彌陀佛的名號及「嗡嘛呢叭咪吽」六字真言咒，沒有治療、沒有追蹤，安然過了三十年，師兄鼓勵所有癌友們不要害怕癌症，菩提道上，解脫生死，是你自己的事情，自己的心即是佛，大家都想知道心要如何做主。你要問自己：「我的心中，對阿彌陀佛名號的救度，有懷疑嗎？有什麼念頭會使我懷疑阿彌陀佛名號對我的救度？」問問自己，如果你還有懷疑阿彌陀佛名號救度的疑心，那麼你對阿彌陀佛的信受，就還未做到「信心」的地步。所以一心一意稱念阿彌陀佛的名號，對阿彌陀佛的本願要做到相信。要知道煩惱是多餘的，妄想是欺騙自己的，世界哪有分別心，只有同理心，用一心才是正確的。

周師兄不識字，他說靈性就像氣泡一樣，想太遠就會找不到，「法」是無底深坑學也學不完，人在世間無一物，一無所得，來去都是兩手空空……。他曾經為了悟法找答案在水邊打水漂多年，看到蜻蜓點水激起一圈圈的漣漪，才有了開悟，周師兄一心清淨，打坐就能入定，上了天界，來去自如，他說阿彌陀佛就是良知，良知良心就是佛。做任何事都要問自己的良知，良知良心就是佛。人生做人不容易，生老病死苦，人間的一切都是借來的，走的時候沒有一樣東西可以帶走，不需要為自己所失去的一切而煩惱，要「放下萬緣」，將一切妄想、分別與執著放下。

須知，世間所有一切的「善惡、美醜、得失、榮辱與成敗」，皆是「空花水月，虛妄不實」，只不過是人生旅途上的一些點綴而已，不值得眷戀。人死不要悲傷都是因緣，哭泣是假的，眼淚是浪費的，好好用心念佛才是真的。念佛不在於我們每天能念多少聲佛號。重要的是，要知道如何地念佛，才能隨時保持我們的這一念心在正定之中清淨無染。

人生百歲，彈指即過，如露如電，剎那不住。唯有好好地修行，才能斷惡修善，念佛往生，才能真正的了脫生死、離苦得樂。在周師兄身上及住處看不到物質的慾望，到處漏水的鐵皮屋，沒有冰箱及家電，簡單的床及被，一個人清淨自在，不會被刮風大雨的處境所影響，兩、三天沒吃飯也不覺得餓，沒有念頭，無所住而生其心，自己的心就是佛，人要吃苦才能成佛，自己做的事自己承擔，要能明心見性，無住生心。祝福周師兄一心稱念佛號南無阿彌陀佛，從一而終，從平生到臨終、從凡夫到聖人、從娑婆到極樂、從因地到果地，一路走下去，永遠不停步，隨遇而安，守分安命，順時聽天，永遠不放棄念佛的修行。

有位師姊，她本身是醫護人員，她從樹林來基金會找老師，老師和她溝通了五六個小時，她對老師非常有信心，先生已經往生很久了，她獨立養一個現在讀大學的女兒。

我鼓勵師姊，要站起來，一定要等到女兒嫁人了，將來抱孫子，過這個五十九歲的關卡。當你看得到她可以過關，你協助她讓她信心更強時，她就會回過來善待自己的臭皮囊，同時她也以同樣的心來對待她的病人或是醫院裡其他的同事。

人的心很重要，你想想看，護理人員、醫生也會得癌症，所以得癌症時一定要做到「無住生心」，不要恐懼。壓力來的時候，你的好細胞都被壓死了，壞的細胞，本來是腫瘤細胞，就慢慢變成癌細胞，變成癌幹細胞，這就是惡性循環，所以適當抒解壓力的方法，非常重要。

例如覺得透不過氣來，散散心、走一走，或是去跑個步，誦經打坐，把念頭轉掉，哪有什麼壓力？人遇到任何事，要歡喜承受，事情來時，人家說兵來將擋、水來土掩，你若有辦法調整這種心態，哪有壓力可言？

壓力只不過是心裡的感覺，如果有辦法很努力、很認真，把事情解決後，哪有壓力存在？所以壓力是自找的，因為大部分的人沒有用智慧解決事情，用知識無法解決事情，心如果能放下，壓力就沒有了，把壓力放下，天塌下來還有高個子頂著，念頭就轉了。

我自己會把壓力轉掉，一句「阿彌陀佛」，或打坐、誦經。所以什麼叫壓力？妄想、分別、執著也是壓力啊，你看看有的人執著到不可思議。執著是煩惱障啊！這樣，哪來的清淨心，怎得智慧呢？

昨天早上來一個癌症病友，多執著，臉那麼大，可是很難度，最後我放下了，就隨緣吧。同樣是兩個師姊，兩個都癌症病患，但是落差很大，一個很執著，一個很謙虛，她在電視上看過我，又聽到正聲廣播電台，趕快把電話抄下來，來索取我寫的書，因緣際會來到基金會面談，在這裡待了六七個小時不想走。

另一個是心急如焚，我有事要趕快走了，所以你看同樣是人，同樣得癌症，心境不同，結果也不一樣，所以萬法唯心造，我們助人、幫忙人，要救他的心，心若轉，念頭若轉，這個人就有救。

王師兄與王大嫂鶼鰈情深，王師兄來基金會時，右邊頸部經過長期電療後，非常不舒服，因為鼻咽癌做完化療及頭頸部淋巴腺廓清術及放射治療，治療副作用讓皮膚及肌肉受傷，也持續做復健中，他還是一直在工作，我們勸他放下工作，他說：「工作已經比以前輕鬆許多」，他發心當基金會志工，每週六下午來二小時指導基金會同事美編工作，義務性擔任指導老師，三個月後，感覺身體不舒服，因為復發了，再次去一次又一次的治療，讓他的身體更加虛弱了，也無法繼續上班了。他說：他記得我曾經提醒他「應無所住而生其心，所有的癌症都是心癌」，他說過去的他很執著西醫的治療，弄到後來全身是傷，要回頭也來不及了。

六個月後王太太通知我們王先生離世了，我們去參加他的告別式，也為所出版的書所結識的緣分，增添不捨的回憶，王大嫂將他的圖庫轉贈給基金會使用，並在年度全國大會活動中擔任志工。

鼓勵所有癌症的好朋友，你有辦法誦經，不論地藏經、金剛經、藥師經、聖經，或是打坐，你的心在念經打坐、數息參話頭，你怎麼有可能這時心還轉去得到癌症，這叫做轉移注意力，所以要念頭做主，讓我們的心不會住在那個境界中。專注注意力要用一個方法，就是看經書，或是誦經打坐，都是最好的方法。

你如果有辦法二十四小時，包括在睡的時候都轉移注意力，一天二十四小時沒想到自己得到癌症，過了一天很感恩，老天爺讓我多活了一天，心感恩，自己懺悔，不懺悔怎麼改過向善？不懺悔怎麼能無住生心？

section 2

布施的心法

有很多朋友生病了，來問我們為什麼他會生這個病？其實他平常也沒有做不好的事。其實嚴格說，沒有做不好的事是應該的，我們有沒有常常起更多的善念？這才是值得我們深思的。

我們時常講，人有命運，一生皆是命，運不由來，競爭得到的是命裡有的，以為都是爭來的，有不正當的手段爭來的，那都是命中有的。

如果你覺得自己付出很多，得到的太少，你便會很苦、很不平。如果你覺得自己虧欠這個世界太多太多，那你一定是一個懂得感恩，懂得施捨的人，你將活得充實而愉快。抱怨的人沒有愛心，沒有愛心便沒有朋友，沒有朋友便沒有財祿，感恩的人必有愛心，有愛心的人必有很多很多的朋友，朋友多的人財神便會常常來敲門。

我們的心要常常能夠捨得去布施。財布施得財，財有兩種，外財和內財，外財是指我們有能力去給予，內財是勞力的布施。無畏施得健康長壽，法布施得智慧，要常常記得去做這些布施。

人要布施、要行善，要知道福慧是修來的，知識是課本上學來的，智慧是修行來的，我們要在一生中時常修福修慧，要得智慧，斷惡修善，財布施得財富，法布施得到聰明智慧，無畏布施得到健康長壽。

仔細想想，我們有沒有布施？這輩子出生到現在有去做善事嗎？有把我們的錢或是勞力布施，去幫助別人嗎？

命運可以改，多起一分善念，就能在善上加分，多起一分惡念，就會在惡上加分。

阿嬤，是我在正聲電台的忠實聽眾，已經八十六歲了，知道我們在萬芳醫院演講，特別跑來聽演講，每天坐公車去當義工，這一生還沒用過健保卡，阿嬤有三個兒子，卻堅持要獨自一人生活，喜歡自己照顧自己，阿嬤在生活中遇事轉念，飲食清淡，清心寡欲，還持續布施行善。人若能行善念，能夠行住坐臥都在定中，往生就能在定中，不起惡念，不起邪念，不起任何念頭，不起任何貪念，則心就定，心定時就有智慧。就知道我們要做到財布施得財富，法布施得我們的聰明智慧，無畏布施得到健康長壽。越施越多，得到越多，越多又越布施，所以千萬不要存在戶頭裡面，多一個零，沒有任何意義，因為死了帶不走。

曾經有一個老闆的公司，裡面的員工來了十天就生病住院，老闆就把一切住院的費用全由公司負擔，讓員工病好了。對所有員工都是如此，所以老闆在生意上無往不利，真正是個好榜樣。如理如法救人，創造輝煌的業績，士農工商皆有，皆是菩薩商人。所以身心有病是障礙，經營事業上障礙更多，同行競爭也是障礙，若領導人是菩薩，則什麼障礙都沒有了，事業順順利利，什麼障礙都沒了。

知識是我們從課本得到的，我們的智慧是修行來的，所以我們要知識，更加要智慧，人若沒有智慧，做事就不會順利。智慧才有辦法解決我們所有的煩惱及困擾。

在台大兒童病房發書的時候，有一位師姊跟我要了一本書，我說師姊妳得癌症嗎？她說沒有，老師你的《蔡合城癌末癌細胞不見了》很有用，我要送給一個癌症的朋友，這位師姊講個故事給蔡老師聽，她說她女兒十六年前在台大因為血癌末期，醫生說她半年就死了，叫她趕快化療，她唯一的一個獨生女這樣就死了嗎？她非常難過，就跪下來磕頭，磕的頭破血流，老天爺啊，你讓我女兒活過來，過這個關卡，我這一生終身在台大兒童病房當志工，做到死為止。

她說：蔡老師，我女兒已經三十二歲了，我已經做阿嬤了，我一個星期七天在台大兒童病房當志工，做到我這一生結束為止。這位師姊發大願，幫她女兒揹大業障，你教醫生怎麼證明？醫生說她女兒半年就死了，怎麼可能活了十六年？癌細胞都不見了，還結婚生子，這證明一件事，發大願，比藥還有用，這位師姊現在每天都在台大兒童病房當志工。

陳師姊拄著拐杖來基金會當志工，她肺腺癌四期轉至骨頭，做過六次化療未有進步，口服標靶又出現抗藥性，胸口常有悶悶的感覺，六十三歲，一直都是全職家庭主婦，全心照顧好一家人的起居，生病後遺憾自己未曾當志工去幫助別人，植物萃取菁華讓她有體力來基金會走動，在最後的日子如願當了三天志工，在離世時也鼓勵先生當志工行善，我們參加了她的告別式，送她一程，希望師姊在佛祖引領下邁向西方極樂世界。

八十六歲的陳綢阿嬤，在三十八歲時罹患大腸癌，因為受到寺廟師父幫助，在山上靜養身體漸漸康復，從此就以寺廟為家，發願做善事來報答神明的庇佑．多年來阿嬤把廟裡的善款、做粿義賣所得，拿來照顧家庭資源不足的小孩，提供他們課輔、學才藝，宮裡慢慢累積數千萬的現金。阿嬤要用這筆錢來成立基金會，結果所有董事都反對，阿嬤說不然來擲爻，求神問神，神若准許我們就來成立基金會，結果竟然擲出三十六個聖杯，不簡單，機率很微小。

阿嬤順利成立了基金會，罹癌四十多年，大小手術化療二百多次，胃早沒了只能吃絞成汁的飯菜，卻協助興建南投家扶少年家園、收中輟生，十二到十八歲，並長期開辦兒童課輔班。八十幾歲的人了還在利他，在做善事，所以我常說，人癌共生共存之外，還要行善，要做善事好事。

阿嬤把這輩子所賺的錢不留給她兒子，她奉獻做公益，自己帶頭做，家產賣光了，連最後一輛貨車也不得不頂讓時，兒子用不捨的眼神求她，她直白的告訴兒子：「媽媽為了公眾不能不賣車籌錢，『生腳生手給你』就要靠自己努力。」兒子也真的獨立打拚，更難得的是兒媳也沒怨言，現在還成了自己在良顯堂的大幫手，阿嬤的大悲大願，老天爺、佛祖，以及她信的神都保佑她，八十六歲全身都是癌細胞也不會死，還在持續做善事。

即使沒有財富也能做的七種布施：

一為和顏施：對於別人給予和顏悅色的布施。

二為言施：向人說好話的布施，存好心做好事做好人說好話，並勉人切實力行。

三為心施：為對方設想的心，體貼眾生的心的布施。

四為眼施：用慈愛和氣的眼神看人。

五為身施：身體力行幫助別人。

六為座施：讓座給需要的人的布施。

七為察施：不用問對方就能察覺對方的心，並給予相對其所需的方便的布施。

所以每天二十四小時，行住坐臥如果能保持那一念心，心自然禪悅，自然快樂，看到什麼都是歡喜心，我們就會樂於助人，幫助別人。

如果你能身體力行布施，生命一定也會跟著有所改變！

section 3

自性心的心法

所謂的「自性」，也是自信。自性找到了以後，你對任何事情沒有恐懼，才會有自信心。找到本心本性，我們才有辦法真正產生信心，而信心就是一股最大的力量。人生數十載，由於被恩怨情仇、是非得失、美醜好壞、千奇百態等外在因素所牽扯，所以我們的快樂、幸福情緒起伏不定、難以安穩，造成這一切的源頭則是我們那顆千變萬化的心，一顆缺乏知足的心、冷靜的心。

天下本無事，庸人自擾之。事，你自己找的從你的妄念找的，沒有妄念哪來的事？不起心不動念就是修行，起個念頭叫業，無論是善業、惡業就是阿賴耶種子。動念，內有煩惱（貪、嗔、痴、慢、疑）外有緣（色、香、味、觸、法），根跟塵相應就造業了。不要小看起心動念，將來遇到緣可真有麻煩了。六根六識（眼、耳、鼻、舌、身、意）六塵（色、聲、香、味、觸、法）通通裝阿彌陀佛，二、三年時間他的心就清淨了，七、八年時間他的心就平等了，十幾、二十年時間他就不起心、不動念、就開悟了、就見性了。

徐師姊的先生在十年前鼻咽癌離世，獨力扶養兩個孩子，不料在去年發現自己肺腺癌三期，化療及標靶藥物曾經讓身體產生過敏反應及蜂窩性組織炎。所以在生活調整上剛開始聽建言改素食，多運動喝好水，透過植物萃取菁華調養一年來精神體力都維持得不錯，但是心情總是住在癌症境界裡，隨著指數高高低低起伏不定，總覺得要將腫瘤指數歸零才是有效治療方式。於是在醫師建議下回醫院繼續接受電療，想要消滅那一顆看起來很討厭的腫瘤，但是癌細胞本來就是自己身體的一部分，要完全根除，可能嗎？當你對癌細胞趕盡殺絕時，也許自己也活不了了。與癌細胞「和平共處」才是正確的處理方式，當你的心裡善念多，妄念少時就不容易住在癌症境界裡，希望她能夠平安度過電療。

一位屏東來的媽媽，她胃癌切除，長期吃東西很不舒服，有時候痛了也不太管。做媽媽的人很會忍，是女兒陪著來的。這個師姊是胃癌末期了，而且又擴散，非常辛苦，但是她的毅力很強，她很有定力，很有信心。大部分小時候或年輕時吃過苦的人，她面對癌症的折騰時，比較有意志力，有體力、有那個心去面對。有的人一看就知道這個人可以過關，絕對可以，因為他的意志力很強，意志力很強的人，雖然是癌末了，非常嚴重，但他還是能夠安住。我們鼓勵她即使西醫判定末期也不能放棄任何一絲希望，努力先讓自己吃得下，睡得著，慢慢進步。

張師姊因為手觸摸到脖子發現甲狀腺癌，經過切除，擔心後續復發，來基金會學習清淡飲食，調整自己的習氣，改變愛發脾氣的習慣，嘗試用更多的角度來看事情，也接受了婆婆領受基督教義，努力讓自己的心可以靠在聖經上，一年後來基金會捐款，恭喜她的認真改變讓自己身體調養良好。

社會上的人若都能轉惡為善，轉迷為悟，轉凡為聖，我們的社會就安定太平了。何期自性本無動搖，何期自性本自清淨，當你的心清淨，平等慈悲，任何細菌都無法進入身體，你就不會生病，想健康長壽就必如此。

在我們的心上用功，這樣得到自在，自在就能心清淨，心清淨就能快樂，快樂就有智慧；當你智慧來的時候就放下，放下不必要的念頭，放下不必要的麻煩，面對問題，心就會自在多了。

中午我接到一通電話，他是一位父親，電話中很婉轉，可能對自己剛剛被醫生宣判肺腺癌，也轉移到淋巴，應該是很無助的。

他說，不知該怎麼辦？兩個孩子都在美國，太太也在美國，他一個人在台灣，他想說是不是來和我們聊一聊。他會有我們的電話，是他的一位好朋友傳了簡訊給他，可能他在網路上搜尋相關資訊，結果搜尋到我寫的《蔡合城癌末癌細胞不見了》這本書，我鼓勵他，我也曾經聽到「癌症」這兩個字，當場也嚇壞了，壓力也很大，但一路走來，我們從不懂癌症，到知道要人癌共存，也知道要把癌細胞當愛細胞的過程，我鼓勵他來了解。

來到基金會時是下午四點，我們知道很多朋友，在剛面對自己發生這個事情時，是不想多講的，恐懼已經占掉他生活中的大部分，在慢慢分享的過程，我們聊到晚上十一點。蔡老師用他的真心感動他，轉他的自性心，讓他不恐懼。他台大畢業，全家移民到美國，太太、兒子都在美國，他一個人回台灣，在大陸打拚，想要賺很多錢，做很大的事業，卻被告知罹患末期肺癌而且已經轉移擴散。醫生說他時間不多，也知道這病是很難醫的，他的心被打敗了，這八天他生不如死，過著不知道什麼樣的日子。

來基金會這一個晚上他收穫最大，真的改變他一生，這就是蔡老師說的「自性心」，本心本性找到後，你的信心就出來了。當他自性心自主時，能夠具足，他就有力量去面對癌症的治療。

最大的貴人是自己，最大的敵人也是自己本身，這句話如果你能體會就能了解，心念決定命運，自己的命運就存在於一念之間。想通了，恐懼頹廢可以一夕之間，轉變成樂觀進取。

自性清淨心沒有善惡，沒有六道輪迴，叫淨業。我們真正修什麼？不起六識，沒有分別執著，就不造業了，一切隨緣，隨緣妙用，不要執著，不要分別，沒有自己的名聞利養，能夠放下，就不會有煩惱。

section 4

快樂的心法

來了一位好朋友，一位師姊，肺腺癌已經開刀三個月後，擴散到另一側肺部，她是公務人員退休，她爸爸爺爺也是國醫級的中醫，她們家都是醫學世家，只是她沒有興趣。

她來聽一席話，三個月後再來，美若天仙，變了一個人，內心裡頭發出的笑容，真的變了一個人，因為一席話把她的心救回來了，她現在很有信心，也依照老師的話去做，她的身體恢復健康，如獲至寶。

健康比財富還重要，因為沒有生病的人不知身體健康多麼好，當一個人生病得到癌症，病癒之後，他的快樂我們外人無法了解，因為比中樂透頭獎還快樂，為什麼？

因為在化療開刀過程中的傷害與折騰太痛苦了。

我不是醫生，但是有能力去幫助人，讓他們和我一樣變成好人，變成健康的人，你想看看那有多快樂？

有一個富翁得了絕症，他覺得自己將不久人世，心中很難過。後來，他請教一位隱居的名醫老張，名醫為他把脈一診斷後說：「這病痛除了一個辦法外，無藥可醫。我這有三帖藥，你依序照做，一帖做完再打開另一帖。」

富翁回到家，打開第一帖藥，上面寫著「請你到一處沙灘躺下三十分鐘，連續二十一天。」他半信半疑，還是照做了，結果每一次一躺，就是二個小時，因為他很忙碌，所以從來沒有這麼舒服過。聽著風，聽著海和海鷗的鳴叫，內心無比的舒服。

第二十二天他打開第二帖藥，上面寫著「請在沙灘上找五隻魚、蝦或貝將他們送回海裡，連續二十一天。」他滿懷疑惑，但還是照做了，結果每次將小魚蝦丟回海中時，他莫名的感動。

第四十三天，他打開第三帖藥「請你找一根樹枝，在沙灘上寫下所有不滿和怨恨的事。」當他寫完沒多久，海浪漲潮就把那些字沖刷掉了，他突然頓悟而感動的哭了。回家後，他覺得全身舒暢很輕鬆而自在，甚至不再怕死了。原來人因學不會三件事，所以才會不快樂，一、自在；二、付出；三、放下。

貪婪是一種慣藥，人的慾望永遠沒有止境，擁有了穩定的生活，還要追求安逸，擁有了安逸的生活，還要追求奢侈的物質享受，只要你的慾望沒有盡頭，就永遠不會快樂，人生哲理，知足常樂，珍惜現在所擁有，你會發現你是世上最富足的人。

真誠心，慈悲相，一切法從心想生，淨念、善念、惡念，所有念頭皆由我們這念心所造成。要將心找到，在心上用功，讓我們的心念頭減少，讓我們的念頭都是善念、正念讓惡念，邪念都沒有了。

若都是好的念頭，你所做的事就是利他，不要做損人利己的事，不要自私自利，你的心就會很快樂。因為慈悲為懷，助人為快樂之本，我們有辦法幫助眾生，這是最大的快樂。

section 5

放下的心法

當我生病活過來以後真的看破放下，放下什麼呢？放下我們的名聞利養，放下什麼呢？放下我們的五欲六塵，放下什麼呢？放下我們的自私自利，再放下我們的貪瞋痴慢疑，都放下以後，才能放下妄想分別執著。

妄想分別執著能放下以後，我們才能放下生老病死，喜怒哀樂，七情六欲。我們的心不受外界的誘惑影響，我們的心如如不動，保持行住坐臥都在定中，我們心能夠定，心就不起念頭，人就快樂，身體就健康。

千萬要記得，要慢慢將我們身上六十兆細胞，身上所有皮膚、骨骼、五臟六腑，慢慢變成菩薩。將六十兆的細胞，包括一切器官變菩薩，菩薩沒有生滅，要活多久都可以，所以生死可以自己作主。我常說生不能作主，死要能作主，我們如果能預知時至，自在往生，這一生就沒有白來了。

但是要做到預知時至，自在往生，談何容易？

做不到現在就要更用功，趁我們身體的臭皮囊還能用時，趕快用功，不要等到癌症末期再來用功，就來不及了。

人的心，起心動念就是在造業了。

起貪念時，看到不順心的，就起瞋痴，所以如果不讓自己的念頭相續的話，就能斷一些煩惱，如果相續，可能就變成造業，都是煩惱，都是困擾。當你要斷掉這些念頭其實是蠻困難的。我們要真心放下，就是放下以後，對現在世間任何事物，沒有任何眷戀。凡事一定要隨著因緣起伏放下，你因緣來時也放下，因緣滅的時候也放下，迷悟就不同了。

所以境界不同，眾生皆迷，凡夫戴著三副眼鏡，妄想、分別、執著，都是假的，我們戴著眼鏡，看到的都是迷，拿掉後才是悟，要悟到自性裡面。

這一念心，真是不容易的事。人生病時一定要遇貴人就是這個道理。

今天有緣分走到基金會來找蔡老師的人，都是和老師有緣，我花三五個小時來度這個人的心，去轉他的念頭，讓他知道無住生心，讓他知道生病最大的貴人是他自己，最大的敵人也是自己，但多數人都是敵人，為什麼？人總是常常往死胡同裡面鑽，因為人的執見、固執害死了一生。

才四十出頭便擔任國立大學副教授，一個瘦弱的女生從小以優異的成績，在美國研讀十年，回台在競爭激烈的大學朝著教授的光環努力著。因為沉重的壓力，在一〇二年發現右胸腫瘤，使用自然療法一度緩和病情，但在持續的工作壓力下，腫瘤又變大了。在基金會五個小時的「話療」希望她可以先放下工作，也帶著她上山打坐，預計一個暑假的時間可以好好調身調息。但是人的「習氣」讓她只做了兩晚的山上功課，便放棄返回工作崗位，真是可惜，如果連基本自己的身體健康都無法重視維繫，再多的收入和頭銜又有什麼意義呢？

四十五歲正值壯年的家醫科醫師，因為胃痛檢查確診為胰臟癌，歷經八次化療加電療，腹水、黃疸、生病期間仍然持續看診，忙跟累讓身體無法好好休息，無法放下工作，沒有好轉的機會，不到三個月時間便離開人世了。

「放下」對病人來說是重要的門檻也是一項挑戰，「有捨才有得」身體出狀況如果還無法體會，怎會有「好轉」的機會？

工作能力超強的王師姊是一位業務女超人，長期負擔全家家計，照顧弟弟的小孩，努力賺錢，賣力工作也讓自己草草結束兩段婚姻，等到正視自己長期胃痛症狀時，已經是肝癌末期了。做了栓塞，吃標靶，直到身體無法適應而作罷，坐著輪椅來基金會，已經腹水黃疸。她有著很強的求生意志力，我們載她上山修養，鼓勵放下「罣礙」，因為姊姊擔心她身體狀況，上山二天後便安排住院（安寧照顧），很快便進入彌留狀態，家人隨伺在側，也因為病人「放不下」的執著，在醫院彌留十多天，我跟東東去為她誦經，希望她放下罣礙，安詳離開。

佛度有緣人，任何事不要勉強，自己做主吧，不是每個人都能夠聽得進忠言，忠言都是逆耳。

生病的人真的要放下，放下我們的執著，放下我們的分別，你是不是能珍惜這個緣，把這話聽得進去。

李師姊腸癌四期，因為化療手腳變黑臉部皮膚蠟黃，剛開始對身體的副作用覺得是正常的反應，六次治療後才發現手腳麻、皮膚變黑、腹痛、疲累，已經造成生活中的大困擾，想嘗試改變飲食，學習佛法，放下罣礙，卻一直放不下起起伏伏的癌指數。雖然精神體力都不錯還能走到基金會當志工，因為腸造口旁長出的息肉，安排入院切除，又開始做化療後便沒有機會走出醫院了。

因為父親罹患食道癌轉肺轉胰臟，女兒為了父親捐款支持基金會，也到基金會來與蔡老師面談，楊師姊帶著兩位女兒來到基金會，還沒開始敘述先生的病情，二女兒已經淚流不止了……楊師姊說先生從事板模工，吃、喝、嫖、賭，嗜酒如命，從不照顧家中生計，十幾年來夫妻分居，形同陌路，楊師姊獨力扶養三個小孩，在電子工廠從事作業員到家庭代工，現在經營一家十二人規模的小公司，一路走來的辛苦點滴無法忘記，也是與孩子凝聚的最大力量。多年來先生持續過著放縱的生活，當被診斷出食道癌時已經轉移到肺了，醫院沒有好的治療方式，僅能讓他回到高齡八十的父母家中休養，讓高齡的父母伺候起居飲食，成天為了重病的兒子擔心不已。

我要楊師姊放下怨念，接納先生返家休養，讓人生最後的日子裡好好與家人同聚，二女兒點頭如搗蒜，她是心疼重病的父親的，大女兒生氣的說憑什麼要讓這種人再來傷害媽媽及家人……。夫妻是緣，皆因宿世宿債之情緣，夫妻之間，不論是善緣、惡緣，皆因是有情緣因果所聚，就該隨緣善待。

要明白了，今天遇到的人，都是命中有的，他前世跟你有因，才有今世這果。千萬不要又添加今世的恨和怨，這樣的話，你前世的業未了，又添新業了。用菩薩的慈悲去對待他，讓他過好每一天，來善了這輩子的緣。

幾十年的傷害要放下談何容易，勸了五個多小時，大家都忘了中餐餓肚子，聽到楊師姊答應我要「放下」接先生回家，我知道她今天在基金會總算有最大收穫了。楊師姊告訴我，離開基金會後，全家人一起到婆婆家去接先生，年邁的公婆無法置信，感動不已，也為了兒子過去的荒唐行徑向媳婦致上深深的歉意。

楊師姊糾結的心結也一層層被解開中。

人生的苦樂，取決於自己的內心。以寬闊的心，包容對不起你的人；以感恩的心，感謝所擁有的；以平常的心，接受已發生的事實；以放下的心，面對最難的割捨。

人永遠在路上，在追求的路上，在修行的路上，也在輪迴的路上。放下過去，可以得到未來；放下羈絆，得到自由；放下怨恨，可以獲得解脫；放下偏執，可以變得大度；放下痛苦，得到幸福……與所有的好朋友共勉之。

有一位從屏東來索書的癌症朋友，他也才五十歲，是腎臟癌第二期，他要來索書的同時，他寫了一封信給蔡老師，他說「蔡大哥菩薩，日前拜讀您的大作，由衷敬佩您的毅力與勇氣，還有慈悲喜捨，您堅定的對抗病魔，一次又一次的選擇面對他，不逃避他。在您身心病痛煎熬時還心繫弱勢的孩子們，或許這是你的毅力、你的勇氣，你慈悲喜捨的心感動老天，在您面臨大難時得到老天爺的憐憫，讓你繼續活下來照顧許多關懷的人。你也不吝嗇和人分享你的醫療過程，鼓勵如何用正面的人生觀來面對癌症，讓相同的患者有正面的能量，您真是功德無量，人間菩薩。

我本來是一家科技廠上班，只因為想多賺一點錢，選擇小夜班，是下午四點到晚上十二點，一星期最少加班四次，四個小時，由於早餐、午餐一起吃，隨便吃，晚餐買速食來吃，宵夜吃泡麵、鹽酥雞、火鍋，三餐不正常，一直要趕報告，為了當課長，常常早餐一杯咖啡就打發了，假日就睡一整天，三餐一次吃完，所以半夜有時還要接緊急的電話，我就是這樣一直糟蹋身體，一直到二〇〇八年十二月，我的身體在抗議了。

後來從附近的小醫院一直到大醫院，去檢查，到了屏東基督教醫院腫瘤科檢查，血紅素只有四，要吃鐵劑，再抽血，因為之前也一直感冒，結果確定了，醫生說我的左腎有一顆腫瘤，約九公分，這個腫瘤不太妙，要趕緊做切除手術。一聽到腎臟有腫瘤要切除，那時腦袋一片空白。後來經過弟弟的朋友介紹到枋寮醫院，後來又到高雄長庚醫院確診，結果是腎臟癌第二期。但是因為我右邊的腎功能也不好，所以是慢性腎臟病第四級，我就在想我癌症已經確定，右邊的腎又已經快洗腎，為什麼癌症我能坦然面對他，但洗腎卻無法面對。我真的很害怕洗腎。所以在我切除左腎時還沒有那麼恐懼，就是因為左腎是癌症，但只要想到洗腎，不如一死百了。我現在正徬徨無助的寫好遺囑，但知道惡念對病情無益，還是無法轉念。

父母親生下一個完整的身軀給我，我卻把他糟蹋了，現在想回想還真的很可憐，深刻體會健康才是真實的財富，誰也帶不走。」

癌症病患心境的轉折非常重要，你若沒信心，要挑戰的關卡很難過關，尤其像癌症不論在身上哪個地方出問題都一樣。

癌症病友希望每個人都能像蔡老師一樣放下，怎麼放下呢？當你面對、接受、處理時，才能最後做到放下。記得我搬回山上和我母親住在山上，每天到佛堂誦經打坐，抱右腿、抱左腿爬山，爬到山頂上就自己大吼，感謝癌菩薩讓我蔡合城多活一天。我死了，礦工兒子教育基金會就沒有人捐款，沒人募款，基金會就要倒了。所以那個念頭永遠是為了別人，為了別人著想，不是為了自己。

放下欲望享樂，放下事業財產，放下尊嚴名聲，放下親人子女，放下學識見解，放下理想抱負，放下利害得失，放下是非人我，放下憂慮牽掛，才能睜開眼睛面對真實的人生。過去已經過去了，未來只能預期，必須適時放下，坦然面對此時此刻，才能擁有自在快活的人生。

section 6

看破的心法

我們不要求大名稱，也就是不求知名度，不求自己的利益，我們的名聞利養就能放下。人人除了要承受生老病死之外，其實人皆可離苦得樂，生老病死是跑不掉，我們一輩子都在苦中作樂，苦是自己做來的，我們自己造成的。

當你有所求，求不到時，你的心有喜歡的事，從往往無法長時間擁有，煩惱無明、痛苦就來了。所以十法界是苦海，但六道最苦，我們輪輪迴迴都在六道中，因為生老病死、喜怒哀樂、七情六慾都在這裡困擾。

知識是課本學到的，智慧是修來的。就算沒福慧，也要有智慧。

百分之九十的癌症病患不是死於癌症，是死於併發症，腎衰竭、心臟衰竭、敗血走掉。所以佛度有緣人，要讓一個人有信心，得了癌症要不要治療？需不需要吃藥？。

先調整至誠心，你的心能夠有定，有智慧，自然而然業障就會消了，因為信心很重要，藥只有三成的力量，你自己的信心有七成的力量。

耄耋之年與癌奮戰的趙麗蓮博士

提到趙麗蓮博士，小小孩、大小孩，受過她英語教育的學子，無不懷念這位終生誨人不倦、春風化雨的「鵝媽媽」。

趙麗蓮博士，她的家世很好，父親趙士北是當年與國父一起從事革命運動的黨國元老，也是旅美的法學博士；母親是德國籍的白薇熙女士，系出名門，曾在美國攻讀醫學博士學位；她的夫婿是當年聲名顯赫的北洋要人唐紹儀的侄兒唐榮祖，育有三男一女。趙博士出生於紐約，民前七年，當她五歲時才舉家遷回廣州。

趙博士一生中，因父親忙於革命事業，她的年幼教育責任便完全落於母親身上。但她因受語言上的困擾，未曾受過正規教育，幼年時曾在教會學校讀了幾年，另在交通大學的前身河北礦物學校旁聽了幾學期，往後便靠母親和家庭教師的教導，自己的勤於自修，奠定了良好的中英文基礎。也許受了父親的影響，從小就對中華文化有很高的興趣，直到今天，她的生活方式仍然是中國化，更喜歡研究中國古代文物與歷史。

民國八年方二十出頭的趙麗蓮，就為北平女子師範延聘教音樂；抗日戰爭結束後，她申請到北平電台廣播，正式獻身於空中英語教學；大陸易幟，她輾轉來到台灣，先在師大當英文講師，過了幾年，美國哥倫比亞大學贈給她一個榮譽博士學位，她才能成為師大教授，隨後，因台大校長傅斯年再三的敦請，她轉到台大外文系任教，一面繼續著電台的英語教學工作，直至民國五十三年始自台大退休。

然而趙博士退而不休，她還分別在輔仁大學、清華大學和中央警官學校的研究所兼了十多個小時的英文課，並抱病製作了兩個十分成功的電視節目「鵝媽媽教英語」和「鵝媽媽園地」。她親自穿著寬鬆的長褲，扮成鵝媽媽出現在節目中，用不拘形式的教學方式，教授即將轉入國中的小學生，學習英文字句、發音和拼音的英語基礎課程，以及以國中生為對象的課程。因為教學成功，更榮獲廣播電視的金鐘獎。

趙博士自一九五四年不幸罹患了血友病，又患了糖尿病，還摔了腿，一直受著慢性血癌和其他病痛的折磨。但是，她深信正確的人生觀、心理健康，存愛心做自己「心安」的事才最重要。不可否認的趙博士與癌症奮戰數十年不為所屈，而且活得如此的堅強、樂觀，全因她有了「樂在工作」和「愛人尤勝愛己」的目標和自信，就能奮戰至耄耋之年，仍能生機無限，凡事自自然然，泰然處之。對病磨抑又何懼呢？

在趙博士八十五歲，出席在新加坡舉行的「亞洲婦女協會」時。她的智慧、精神和風采，贏得優雅婦女選拔賽的冠軍。新加坡海峽時報記者訪問她，如何養生與對付長年的慢性血癌病症時，她輕鬆的答道：「心情開朗些，不要老記掛著年齡和病痛。」

道證法師放下塵俗，求生西方

道證法師三十一歲得卵巢癌末期，自己是醫生，醫院主任說半年就死了，趕快化療開刀，她說不用了，回去落髮出家，沒有開刀、沒有化療，放下塵俗一切熙熙攘攘，入山潛修持信願堅固，求生西方；背誦淨土五經，恭繪五幅彌陀慈父聖容，以慰娑婆遊子不勝思慕之心；刺血恭書念佛圓通章及行願品；錄著「清蓮飄香」、「畫佛因緣」等錄音帶及書籍；並恭寫許多念佛法語跟大家結清淨法緣，用報四重深恩，廣引迷津，皆是法師宿生願力、悲心之所致，多活了十八年。

終身義工孫越每天當最後一天過

今年八十六歲董氏基金會終身義工孫越先生於二〇〇七年被診斷出罹患「肺腺癌」決定從此每天當最後一天過。為了不要抱著遺憾結束生命，也開始修補關係，不但要對家人更好，也去連絡一位交惡多年的老友重修舊好，也明白什麼是愛，如何在愛裡有勇氣，勇敢面對朋友。多年來勤走安寧病房、愛滋病房訪視病人，鼓勵病家及早體悟、面對死亡、重新安頓人生，他每天忙著散播關愛，的確沒心思老想著自己的病。「我問我自己，孫越，若這時生命結束，你接受嗎？我接受！」

路斯特科技公司總經理用感恩心情與癌細胞相處

路斯特科技公司王總經理被診斷出罹患骨癌末期，只剩兩個月可活，面對醫生宣布癌末消息，接受三次化療後，他決定徹底改變生活與飲食習慣，從一個美食主義者變成茹素者，從一忙起來常兩天不睡的工作狂，變成生活規律且每天準時休息、虔誦《藥師經》的佛教徒，他認為，菩薩給他使命成為義工，所以他分享抗癌經驗，鼓勵癌友保持信心。「有心就有時間」，即使事業忙碌，開會、出國行程滿檔，王總經理仍努力抽出時間做義工，十七年過去了，他用感恩心情與癌細胞相處，沒想到身心靈都變健康了。

嚴長壽投入「公益平台」

六年前亞都飯店總裁嚴長壽得知罹患腎臟癌，他想的不是「為何是我？」而是「自己生命過得很豐富」若還有多餘時間，要多做一點。也寫好遺囑，第一是要一雙子女相信，他離開這世界沒有一點遺憾；第二是「不要任何公祭儀式、不要瞻仰遺容、不要做任何儀式、也不要任何標記，燒為灰燼，獻給樹木與泥土」。他認為，所有人的感情，都是互相在一起的那個片刻留存的，不在於死後辦理多大多隆重的告別式。

手術過後入住了台東，在當地租了一棟房子，投入「公益平台」董事長並推動花東之美，希望能長期關懷這個地方。只要在台東的日子，他每天早上都會騎著心愛的小摺，從租屋處來回十一公里去看海。換一個眼光看自己，換一個眼光看台灣。嚴長壽說：「為了打造這個平台，我其實等了二十年，累積了這麼多的經驗和人脈，我覺我很感恩，我遇到了一次一生難逢、人間少有的獨特機會。」

李開復說癌症讓我看清自己

我總是努力把「拚命」當作是自己的標籤，從來不理會身體已經不斷對我發出警告：尋常生活中的小病小痛，我都不當一回事，隨便吃個藥，就馬馬虎虎混過去了。睡不好，就吃安眠藥；精神不濟，就猛灌咖啡。反正工作優先、業績第一，社群網站興起，我玩出了興頭，還要求自己每天維持至少發十條微博的「紀律」。緊湊的生活確實讓我活得精采，可是無形的壓力卻慢慢累積在身體裡面，以滴水穿石的力道，侵蝕我的健康。

說到壓力，我過去從來不覺得自己承受了什麼了不起的壓力。兵來將擋、水來土掩，大大小小的事，我大抵都能過關斬將、順利通過。直到生病了，五姊半是推薦、半是強迫我讀了一些書，我才發現，壓力不一定來自憂慮、緊張、急躁、憤怒等情緒；爭強好勝、期望、等待、興奮……，甚至像我過去一直以「改變世界」、讓「世界因我不同」的企圖心，一有不慎，就會在身體留下難以清除的「毒素」。

如果不是癌症，我可能會循著過去的慣性繼續往下走，也許我可以獲取更優渥的名利地位、創造更多成功的故事，如今，癌症把我硬生生推到生死線上，我才終於看清楚這一切。

這場大病，讓我心裡的某些角落彷彿也被打開了，我相信，即使未來我將從事同樣的工作、我的作為也與病前並無太大差異，但我知道，我的心不會停留在過往的追尋上，我會隨時提醒自己，讓心更開放，好傾聽、探索更廣大的未知，在機緣成熟的時候，盡力做我能做的事！而這個轉變的過程，或許正是癌症要教給我的！

我離開榮總以後，一顆藥都不吃，活到現在，因為很簡單，當自信心來時，每天用功，每天誦經打坐，你的念頭永遠感恩，活一天，和癌菩薩對話，感謝癌菩薩讓我蔡合城多活一天，多活一年，感謝癌菩薩讓我多活一年，你心存感恩，和他對話，和他共生共存，人癌共生共存，非常重要，不是要毒死他。

我跟吳師兄說，你的胃跟著你四十幾年了，你今年四十九歲，這個胃跟你四十九年，沒有功勞也有苦勞，今天他生病了，為什麼生病？因為你害他的，你亂吃東西造成毒素在胃排不出來，久了變腫瘤，今天你把他弄到生病，怎麼這麼狠心，還要用刀把他宰了，還用毒藥把他毒死，結果毒死自己。

一個師姊肺腺癌末期，我當場罵她先生，我說師兄啊，你菸抽多久？他說三十幾年。你知道你太太為什麼得肺腺癌末期嗎？他說不知道。我講給你聽，你太太的肺腺癌就是你害的。為什麼？我說你想想看，你們夫妻兩個晚上睡在一起，你三十幾年的毒素在你的鼻子和呼吸道裡面，全部潛伏在裡面，你的身體還不錯，還沒有得癌症，鼻咽癌、肺癌、肺腺癌還沒有，但是你的呼吸道到肺部的毒素，累積三十幾年菸的毒，我跟你講，那比一百包、一千包的菸還毒，晚上睡覺時你吐出來的空氣，你太太吸進去，久了之後你太太肺部就出問題了。

李師姊因為父親末期肝癌尋遍各種治療方式，在一〇三年開始積極治療二年，病人肺部感染，腹水，全家瞞著病人實際病情，以淚洗面，後悔自己讓父親兩年來痛苦不斷，不但沒有好好控制病情，反而讓爸爸在痛苦中離開，這位師姊懊惱不已。

佛陀有曰：「人生是苦，所謂生苦、老苦、病苦、死苦、愛別離苦、怨憎會苦、求不得苦、五陰熾盛苦。」這八種苦，每個人都會經歷，上至皇親貴族，下至販夫走卒，任誰也沒有辦法逃避！

生、老、病、死，因果輪迴之苦，緣起緣滅，性率超脫入涅盤，緣盡過往歸塵土，生病好修行，生不能作主，死要能作主。

我當謹記：人一生來修什麼呢？幫助眾生離苦得樂。

人一生來求什麼呢？自在往生。

section 7

愛自己的心法

什麼是你的？愛人是你的嗎？不是。

雖然風雨同舟、快樂同享、身體交融、感情交會，總有一天你要分離，同生有可能、但共死決不會，白頭到老只是美好的願望。

子女是你的嗎？不是。

雖然有著濃濃的血緣關係，有著難分難捨的骨肉親情，那也只能有團聚，孝道看望，互相關懷……享天倫之樂。即便是到另一個世界，他們也只是為你送行，卻沒能將你又重新接回人間的能力。

金錢是你的嗎？不是。

雖然拚命賺錢，但又想方設法把它花出去，即便是銀行有再多的存款，

那也是生不帶來死不帶去的東西。

房子和車是你的嗎？不是。

雖然住得溫馨、舒服，但當你離開的一天，就什麼都不是了。

那麼究竟什麼才是你的呢？你的身體。

只有它才是始終不離不棄地陪伴你的生命，走完人生的全部過程。只有它才能拚命地呵護、保護你的生命，直到耗盡它全部的能量為止。如果你的身體狀況愈好，陪伴你所走的路程就越遠。

沒有了身體，你的生命也就終止了，因此你要把這唯一屬於你的東西「身體」看做無價之寶，敬愛它，滿足它的一切需求。身體健康，生活才會有品質。身體健康，生命就會延長。沒有了健康的身體，就沒有了生命，有了生命就擁有了一切，沒有了生命一切就都不是你的了。

所以我們只要活著一天，就是福氣，就該珍惜。

瘦弱面黃的黃師兄，一月開始身體不舒服到醫院診斷便是末期胰臟癌了，十年前與前妻離異，跟兒子衝突不斷，未曾好好溝通，不料孩子遭遇感情波折竟然選擇跳樓離世，這件事讓黃師兄內疚不已，借酒澆愁長達十年，因此種下病因，人生中挫折難免，該如何面對？用什麼方法改變？才是最重要的。

喝酒逃避、懊惱於事無補，除了傷害自己的身體，也傷了所有關心自己的家人，如果當初自己能轉念將自身經驗，去輔導孩子們，輔導家長們分享親子溝通的重要性，將遺憾轉變為幫助別人的動力，也許就不會走到今天這一步了。現任的妻子溫柔陪伴在身邊，對於先生的痛苦滿心不捨，我們鼓勵她帶著先生走路活絡身體，每天走到基金會打卡，不要讓他躺在床上與虛弱為伴，基金會的打卡工作持續了一星期，所有同事總會為他走到基金會報以熱烈掌聲，在姊姊堅持下至醫院施打營養針後，當下便離開了最愛的家人，太太為他捐款布施，希望能為他來不及的改變可以幫助其他有需要的人。

敏敏是銀行高階主管，漂亮、自信於一身，一發現自己腎功能異常必須洗腎時，就覺得自己對人生完全放棄了，開始過著醫師說什麼就做什麼的日子，吃類固醇一堆副作用，導致肺炎住院，又因院內感染氣切治療，治療中又發現罹患多發性骨髓瘤，喪失生存意志，全身骨頭脆弱的像玻璃娃娃，無法行走，持續標靶治療到全身無法動彈，僅剩意識清楚，從一〇一年確診醫師說活不過一年，在植物萃取菁華的調養下也撐過三年的時間了。

「心」還是最重要的，如果無法喚起自己「想活」的心，自己不為身體做任何「改變」，那身體也不可能有好的回應了。

當醫師告知是肺腺癌轉骨時，張師兄頓時垮了，吃不下睡不著每天都在擔心現在癌細胞跑到哪裡了，我們鼓勵他要為他所愛的人堅強勇敢，認真改變飲食學習調整心境，服用植物萃取精華調整半年後又開始投入工作，身體還沒完全穩定情況下工作讓他付出生命的代價，非常可惜，仔細想想我們身體甚至在迎接死亡的前一秒，都還在為了自己而努力運轉著。這樣實在很對不起自己的身體。

從事保險業務工作的陳師姊。近二十年的忙碌工作，讓身體在九十六年被診斷出左側乳癌，經過手術切除、化療、持續五年口服藥物後，原本以為長達八年的治療總該脫離病魔了，沒想到一〇四年底癌指數又開始蠢蠢欲動，斷層掃描發現骨盆腔有黑點……。

應該是復發又轉移了吧！醫師一付習以為常的口吻說：先試試申請標靶藥吧！努力那麼多年還是沒逃過難纏的癌魔，看到周邊的朋友轉移復發後，在他們身上的治療狀況只有「悲慘」二個字，復發後的藥物副作用更多更劇烈，更難熬過治療期。心理想著不想再走這樣的路了～因為機緣來到基金會，我問她一句話「你婆婆對你好嗎？」讓她一股腦宣洩所有的情緒，我知道她身體出狀況絕對不是勞累所致……。

她說從嫁入夫家第一天起一直都是婆婆的眼中釘，先生是獨子，因為不忍先生當夾心餅，凡事都是盡量隱忍，她知道即使做的再好，還是得不到婆婆的歡心，幸好從保險工作找到自信與成就感，最起碼不再時時被婆婆口中叨念覬覦家中的財產，上班是開心的，而總是要回到烏雲密布的家，總會擔心有沒有事情惹得婆婆不開心，平時不互動是正常的，九十六年罹患乳癌開始長達五年的治療，婆婆一直都是袖手旁觀，還記得曾經請婆婆看在這十多年都是她一肩扛起照顧公公接送看診不遺餘力的情分上，能友善對待她，結果婆婆說：「你這樣做還不是看在財產的份上。」讓她徹底心死了，也讓婆婆仔細想想，這麼多年來家裡有哪一筆財產是登記在她名下的？還好什麼都沒有？才讓婆婆稍稍放她一馬，去年底又發現復發轉移，總覺得婆婆一定很想讓她消失在他們的生活中。

我勸她「欲知前世因，今生受者是，欲知來世果，今生做者是」「心若有執起了三毒，世世輪迴、孽緣不止」。慢慢的陳師姊好像懂了。

她決定不想再「試」標靶藥了，要放下工作，更親近佛法，吃素，調整心境，增加植物萃取菁華，現在六個月過去了，氣色體力都很好，也持續努力過自己想要的人生。

人生最大的悲哀，是用生命取個人的煩惱；人生最大的麻煩，是用生命解決自己製造的麻煩。沒有任何東西比得上健康，保護好自己的身體，珍惜你現在擁有的。

section 8

當下的心法

小燕跟父母一起來基金會，活潑可愛的八歲小女生，罹患血癌，做了好幾次化療效果不好，醫師建議做自體幹細胞移植有八成的機率，我提醒小燕明年九歲務必要更加謹慎小心，一〇二年擔心果然成真。小燕是屬於失敗的那兩成，移植兩週後，癌細胞復發更大的破壞力跑到全身，只好住院持續施打藥物，癌細胞擴散到眼睛，醫院建議採用歐洲新藥六十萬藥物打完後，小燕眼睛便看不見了。

一〇二年二月我們到山上靜修寺幫小燕誦經迴向，每每只要師父幫她誦經後都能讓他的身體狀況好一點，小燕眼睛看不見後轉回普通病房，也不做其他治療了，回到台南老家休息，把弟弟安頓好，跟家人相聚後因為身體不舒服爸媽急忙帶她北上回醫院施打一劑嗎啡，小燕再也沒醒過來了。

小燕媽媽很年輕才三十多歲，因為父親早逝，面對死亡一直以來非常恐懼，尤其看到心愛的女兒受盡折磨離世，常常想是不是做了太過的醫療，跟小燕短短不到十年的相處，總是滿滿不捨，以淚洗面，看到小燕努力對抗疾病，還能在住院期間去關心其他病友，似乎這孩子是來教導母親如何面對死亡，讓母親變得更勇敢，也開始以佛法來修身，來處理家庭的糾紛。

每一個人與生俱來都有一些責任與任務，健康的人如此病患亦復如此，即所謂生而如此、死亦復如此，富者如此貧者亦如此，用生命最後的時刻，選擇珍惜及努力，用愛減低對親友的傷害，而人生最後的不捨，卻是留給活著而最摯愛的人。

如果人總是悼念過去，就會被內疚和後悔牢牢套在想改變的舊現實中，無法解脫；如果人總是擔心將來，人的擔心就會把人不想發生的情況吸引進現實中來。

只專注於調整好當下的思想、語言和行為，命運會在不知不覺中向好處發展。那些活在當下的人更快樂，更有安全感，更能體會別人的喜怒哀樂，也更有自尊。活在當下聽起來簡單，但需要你付出很多努力。

黃師姊來找我們時，大腸癌轉肺癌，轉肝末期擴散，非常嚴重，瘦到剩三十幾公斤。半年多前來找我們，她非常無助，她是個很堅強的人，是單親媽媽，養兩個小孩子，大兒子在美國上班，女兒三十幾歲唐氏症，她為了這個女兒每天要接女兒上下班，女兒在餐廳做事，一定要接，不接怕走失了，行為還好沒增加很多麻煩。因為小時候發高燒傷到膀胱，所以會失禁。這位媽媽很勇敢，為了小孩子她就有那個毅力不想死、不能死，因為要照顧她女兒。

我跟師姊講，如果妳不幸往生，妳女兒怎麼辦？哥哥在美國，她能去美國嗎？最後這個女孩子還是要落到殘障中心去，她一個人怎麼生活？就算有房子也沒用，因為她無法過活。你可以看得出來黃師姐為了女兒有非常強及過人的意志力，不想死的念頭。所以她能夠和她的癌細胞堅持到現在，美國的兒子回來和她到基金會找我。

section 9

擺脫貧窮的心法

在社會新聞中，時常可見有人因為擺脫不了貧窮，懷憂喪志、意氣消沉，最後走上絕路。

成也貧窮，敗也貧窮，關鍵在於，你是把貧窮當成命運的絆腳石，還是淬鍊意志的磨刀石？

在貧窮中，你是受苦，還是學習？

三重的蔡女士打了三次電話，希望能跟老師聊聊，想知道自己大半輩子一路走來辛苦萬分，總是翻不了身。談完之後才明瞭，為什麼有這麼痛苦的深淵。是一次次錯誤的抉擇累積來的，妹妹一次婚姻失敗，育有一子，再二次婚姻，又生了一女一子，先生的收入微薄，自己用就不夠了，姊姊好意call她到台北一起照顧夜市的攤子。怎知姊姊嗜賭成性，以前攤子收入很多也始終不夠，母親留下的房子也變成貸款累累，還借到地下錢莊，攤子的光景不再，雖說跟姊姊舉凡業障法會，祖墳修整，該做的都做了，還是負債累累，疾病纏身，全身痠痛，想到還要照顧二個就學的孩子，未婚腦癌的姊姊，老是伸手要錢的弟弟，不工作沒收入的老公，覺得自己日子苦不堪言，過不下去，常常想一死了之，又怨又恨。

妹妹脾氣越來越壞，身體越來越多毛病，惡性循環，姊姊希望我們幫她忙，讓她攤子的收入增加，我們請她們有機會茹素，唸地藏經，多運動，多懺悔，多用功。

每個人一生都注定要經歷挫折與失意，品嚐苦澀與無奈，面對人生的煩惱與挫折，最重要的是調整自己的心態，積極面對一切。「種福得福，種貧得貧。前世未布施，今世則貧窮。」可見，發財最主要的因就是布施，假如你即生一毛不拔、慳吝成性，要想得到無比的財富，則無疑是痴人說夢。

要知道，財富的多少，跟自己的福報有很大關係。如果你具備往昔布施的果報，那麼不費吹灰之力，就會擁有一生享之不盡的財富。因此，你若想財富源源不斷、滾滾而來，就必須精勤地上供下施，這是發財的唯一辦法。這種果報即使你今生中沒有現前，來世也必定會無欺獲得。

簡單淳樸的生活，無論在身體上和精神上，對每個人都是有益的。至於你在生活中會不會發財，則跟前世的福報有關。明白這個道理後，有錢也不必太開心，沒錢也不必太難過，應當隨遇而安，這一點很重要！

從貧窮中學到的最大體悟，就是「斷惡修善」，改變心念、別再怨天尤人，如此一來，就算你輸在起跑線，仍然可以贏在終點。

section 10

懺悔業障的心法

「往昔所造諸惡業，皆由無始貪瞋痴，從身語意之所生，一切罪根皆懺悔。」懺悔法門很重要、也很殊勝，是我們隨時要努力的功課。

由於無始無明與習氣，我們犯下不少錯誤，過去生乃至現在世所做所為，總有許多沒做對或沒做好的行為。當我們遇到挫折或不如意的境界，這是過去所為，如今苦果現前，自己應該起懺悔心，想想自己所言所行，必有許多的不圓滿，應當反省檢討、慚愧懺悔，並及時改過！如此，才能於諸逆境不起怨懟煩惱，才有機會隨緣了舊業、解冤結。

一般人覺性不夠，心粗身也粗，總以為自己這輩子沒做過什麼錯事，哪裡需要慚愧懺悔？殊不知凡夫身口意三業未清淨，內心中的貪、瞋、痴、慢、疑、邪見，種種無明煩惱尚未盡除，經常在無意間或無知中造作許多罪業而不自知，如懈怠心、分別心、貢高我慢心……無一不是病，無一不需要懺悔。

陳師兄一家四口從豐原開車來，兩年前在右側鎖骨下方發現硬塊，肺癌三期，無法手術，於是開始化療一年，轉移至縱膈腔，繼續二線化療三個月後，腫瘤變大加上三線藥物及標靶藥，共打了三十二次化療加上三十次電療。之後開始產生抗藥性，兩年來持續的無效治療，不但沒有控制腫瘤，一樣無效，身體變得更虛弱，這樣的狀況還要持續做化療嗎？做了兩年無效化療，還是放不下，即使醫師告知所有能做的藥物都不見效果，陳師兄還是不肯讓自己的身體休息，總覺得持續治療才有機會，果然在持續化療中離開了。

王師姊自二〇〇七年罹患憂鬱症，二〇〇八年確診為乳癌二期歷經開刀及三次化療，至二〇一三年擴散全肝，二〇一四年黃疸腹水嚴重二〇一五年胸腹肝多處腫瘤。從二〇一三年改吃素食、練氣功、針灸、筋絡按摩，曾讓黃疸腹水消失。所有想得到的癌症治療方式，王師姊都嘗試過了，不解的是為什麼別人有效，對她來說效果都無法持久？在基金會五個小時的會談，找到最大的癥結王師姊的傲氣來自過去的工作習性，人在生病時都無法改過懺悔，無法找到自己生病的原因在哪裡？

你想想看，這輩子還有多少機會可以悟到，知道我錯了，我做錯了？人無法懺悔，業障都繼續再帶著走，累生累世繼續帶過來。

基金會來了一位長相圓滿的小姐來做捐款，詳談後才想起來兩年前她曾為了七十多歲罹患多發性骨髓瘤的媽媽來基金會做諮詢，媽媽那時因為骨頭痠痛胸悶，食慾差困擾不已，除了建議媽媽補充植物萃取菁華之外，也鼓勵這位師姊可以為媽媽誦經迴向，這位從事教職的師姊當下發願以一千部《地藏經》迴向給媽媽，在三年多便完成了，媽媽現在狀況穩定，這位師姊的長相也變得「光華圓滿」，《地藏經》威力不可思議，孝順及唸經迴向讓媽媽延續平穩的身體狀態。

蔡師兄五年前口腔癌，開始了手術化療電療的循環治療，不斷治療，不斷復發，要忍受口腔傷口清創手術，人工貼皮屢屢失敗，已經不知道還有什麼治療可以嘗試的？在基金會從上午聊到晚上。以前的工作習慣讓菸酒檳榔不離身，脾氣大，導致口腔細胞出病變，如果沒有徹底改變又怎麼會有機會？植物萃取精華使用近十個月，體力明顯改善，脾氣也好多了，之前使用管灌餵食，現在也開始嘗試從嘴巴吃流質食物，看到他的改變也讓身旁照顧的太太寬心不少。早晚幫先生念經迴向已經變成每日必修功課了。

所以業障消了，福報現前。福報用盡了，業障現前，這句話是我們大家共同分享的。我常說，欲知前世因，今生受者是，欲知來世果，今生做者是。慚愧懺悔，並非要我們坐困於罪惡感當中，終日惶惑懊惱，無以自處；而是要我們隨時覺察、覺照、覺悟，保持這念覺性，修正自己的行為。所以，須從自心著手，時時反省檢討、慚愧懺悔，使心平靜、平和，自能消災免難。

天天要問心無愧，心安理得，處處為別人著想，把我拿掉，為了他，每件事情，每個念頭，都處處為別人，就算你受盡折騰，受盡委曲，還是為了別人著想，你這麼做就對了。

section 11

清淨心的心法

李豐與淋巴癌和平共處四十年。她，台大醫學系畢業的高材生，三十歲不到被宣判罹患癌症。李豐，這位國內細胞病理權威，沒有被癌症擊倒，走過四十年漫漫抗癌心路，她沒有怨，反而感謝癌症，因此學到很多，也獲得很多難得的經驗。更重要的是體驗到，健康必須靠自己。

如果凡事從正面思考，事事會變得非常美好：反之，凡事都從負面思考，事事都變得相當糟糕。心真的放鬆，身體的細胞才能放鬆。而心要放鬆，必須放下很多現世間的價值觀，包括名、利、情……等。

當年，醫生宣判只有六個月的生命，如今，李醫師認為自己「多賺了四十多年」。為何如此？笑、不生氣及正面看事情、人變得活得很簡單、很樸素，人就輕鬆了。

學放鬆應該是重要的法寶！

我們發覺，活得超長及活得越有聲有色的人，往往都是勇於自省，及堅持修正自己的生活方式的人。「改得越多，改得越徹底，好得越快。」已經成了我們的原則。

自我反省乃至身體力行，只要堅持，這些事並沒有想像的那麼困難，而且，如果繼續堅持下去，所有疾病，甚至癌症，都會自動讓步，讓健康的細胞抬頭。我們人如果有辦法為了苦難的眾生來設想，不為自己的念頭，為自己的利益來設想，我們人的心就清淨，心若清淨，我們就有辦法生智慧。

馬師姊到基金會來，這位師姊她得了乳癌，去醫院切除又化療、電療，過了兩年，又原地復發，復發後轉到骨頭，轉到淋巴，我能感覺得出她很無助，當癌症發現到復發、轉移、擴散時都已經很嚴重了。問她有沒有吃素？沒有，偶爾吃一下。問她有沒有誦經？也沒有。問她有沒有願力去做善事？也沒有。什麼都沒有，最後她說也沒什麼錢，因為沒有上班了，先生在當水電工程師。我問她先生有沒有喝酒？有。有沒有抽菸？有。我說可不可以把菸酒戒掉？似乎都很難。

眾生真的苦，為苦難眾生著想，不是為自己著想其實很難，因為眾生的業障都很深，心都不清淨，所以不但沒有清淨，也沒有智慧，心浮氣躁，所以生病時不知如何面對。

醫生說開刀，就去開刀，電療了三十三次，電到整個人傷痕累累。你想想看一個癌症病患沒有智慧時，傷害有多大？這樣下去會好嗎？

心要來轉境，其實很不容易，是因為心是隨外境而轉。真正有修行的人能夠心不隨萬境轉，不論面對什麼問題都不會受外境影響動搖。當我們看到下雨天時很煩，出太陽也很煩，天黑也很煩，你什麼時候不煩？

太陽出來，等一下黃昏時太陽就不見了，雨等一下就停了，天黑過一個晚上就天亮了，所以大地在運轉，但是心被境轉時，心就不清淨，就不能寂靜，心就起煩惱無明，所以我們心要如如不動，談何容易？修清淨心，產生智慧，知識是從課本裡找到的，我們的知識是讓我們在做事情的參考，但智慧呢？是修來的，智慧才是根本，人如果沒智慧就像白痴一樣，所以我們要求智慧，不只有知識。

美麗的牙醫師，被診斷出肺癌時，在面對醫師的專業，讓她一開始便不考慮西醫治療，採用自然療法，做排毒、改變飲食，又擔心這樣的方法對癌症治療有沒有幫助？

信心是絕對性的重要，如果你一面做自然療法一面又擔心不做手術腫瘤會不會變大？一面排毒一面擔心有沒有擴散到別的臟器？要知道「擔心」也是促進癌細胞長大的要素，心要定，要確定自己走的治療路，而且願意接受所有可能的結果。你能做到嗎？

牙醫師選擇自然療法放下工作徹底讓身體休息，配合植物萃取菁華，半年過去了現在還是時常會聽到她充滿精神的問候聲。

一個胃癌朋友，全家陪著來，他很喜歡吃口味很重的食物。從事保全人員，晚上必須上夜班，吃的東西口味很重。他不但抽菸還喝酒，所以染上壞習慣，吃重口味，怎麼不得癌症？這樣的人你說全家陪他來，但問題在哪裡？在於到底這一家人的支持度、信心在哪裡？

畢竟他們面對癌症，心裡壓力很大，也很無助。

我花了很多時間來跟他爸爸溝通，雖然醫院面對這樣的情形就說沒有機會了，做任何治療都沒有用。因為他無法開刀，他的身體無法承受。這位父親這麼瘦弱，化療的話也承受不住，所以還能做哪些事呢？放下工作，戒除菸酒，不再晨昏顛倒，全家一起改變重油重鹹的飲食習慣，陪伴父親運動，少量多餐，即使西醫放棄，無法治療，我們還是要努力做改變，努力為之前漠視身體健康的壞習慣做改變。

那天下午又來一個媽媽，她是膽道癌，做了化療，開刀，做完很快的馬上復發。媽媽已經完全沒信心了，癌症擴散速度很快，覺得這樣再治療也沒用，這種心境是很難去調整、去面對的。

我一直都在鼓勵所有癌症朋友，自己是自己最大的貴人。一開始在治療時，醫生不會多說，我們就這麼做，但做到不能收拾時，我們的身體怎麼辦？所以我們應該設一個停損，而這個部分不能靠別人，要靠我們自己及家人，家人要給我們癌症朋友最大的支持與鼓勵。雖然每一關都很辛苦，但每一關還能撐過來，是很重要的。

如果你相信因果，人活在陽間可能就在地獄中了。人間有兩個地獄，一個是監獄，一個是醫院，有人在家裡像在地獄，因為生不如死，每天都有煩惱，都有痛苦。要跳脫煩惱，就要學習看破，心不浮、氣不躁，就是要明瞭一切都是假象，不起六識，問題就解決了。

陳師兄，很年輕，五十五年次，舌癌，脖子還有傷口流血，喉嚨，整個腫，幾乎都沒有胃口，這樣無助的情況之下，做了開刀，電療、化療，醫生能給的藥都試過了。不停復發，繼續重覆開刀、化療。像這樣的情況，如果今天心境無法轉，日子要怎樣過下去？人因為念頭不對，起個念頭就要把祂宰了，把祂毒死，你看看，最後可能自己都沒命了。

「萬法唯心造」，把心找到，在心上用功，很重要。但是多數的人一輩子到死為止都找不到自己的心，心不知哪去了？人為什麼不能作主？就是這個原因。

因為人的臭皮囊是借我們用的，身體是空殼子有生滅，最後走的時候是不生不滅的那一念心，心沒有生滅，所以要照顧這念心，心要清淨、寂靜，最後走的時候能作主，就能夠往生西方極樂世界，不會到餓鬼道去了，也不會到畜牲道去，也不會到惡魔道去。

所以要把心找到，行住坐臥二十四小時都在心上用功。

section 12

了生死的心法

學佛要依智慧，不要依感情，我們感情的背後是魔王，我們的智慧背後是佛菩薩，所以魔會使人造業、墮落，智慧可以使人少造業，使人修福修慧，我們的衣服不是我的，身體不是我的，如果你悟到這一點，你悟到了身體有生滅時，我沒有生滅，你對生死就不怕了。身體有生滅，我沒有生滅，所以有什麼好怕的？

但多數人並不了解，這個臭皮囊是借我們用的，它有生滅，所以身體壞了，在六道輪迴中我們再去找一個身體來換，找個有緣的父母親投胎。念頭要善，我們的身體健康與否，家庭是否和樂，事業前途是否順利？一生中禍福都是由念頭造成，所以念頭很重要，相由心生，病由心生。

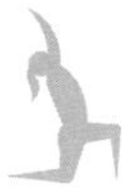

諸幻境滅，覺心就不會變，覺悟的覺心不會變。將鏡子上面的污垢磨掉，鏡子本來就是清楚的，因為染上污垢，心本清淨，因我們念頭不善，污染了不善的念頭，造成我們的身體不健康，家庭不和睦，事業不順利，失敗的命運。所以，無住生心，我們的心要去住在境界中來生我們的心，生什麼的心呢？

生念阿彌陀佛的心，發無上菩提心。

因為現今的人不用功，不相信佛法，迷在哪裡？迷在三毒中，迷在貪瞋痴中，迷在六欲裡面，沒有願力，沒有願心，所以不放下貪瞋痴，去不了極樂世界。我們發願的心，不居功、不執著，你幫忙他人的心更清淨，所以真心、至誠心、清淨心、平等心、正覺心，就是我們的菩薩心、菩提心。所以我們要用菩提心、菩薩心來待人接物，你自己也要用這種心。

我們要活的自在、活的快樂，要用菩提心來生活，我們的佛性就是顯現自我，能看破、能放下，就斷了一切煩惱，菩薩心沒有喜歡不喜歡，真發菩薩心是度眾人的心，對生老病死就沒有恐懼，直下承當，一切就自在心安。

王師姊聽了一個朋友的介紹，特別打電話到基金會來，請我去看看她的母親。她的母親大腸癌第四期，也才在今年六月動了手術，接著就做了三次的化療，全身非常的瘦，體重已經剩不到四十公斤，全身非常黑，同時也移轉到卵巢，卵巢的腫瘤有八公分。我相信她在家裡的日子非常難過，很怨，為什麼這個病是在我身上？也看得出來照顧她的先生脾氣不是很好，看到我的時候也帶著懷疑的眼光，後來我和他談了很久，我相信我是談到他心裡頭的，我說媽媽啊妳不要罣礙，妳罣礙的日子也是一天，也是一分鐘，這樣子也是一秒，這樣其實不開心，也不自在，如果轉一個念頭，今天多賺到一天，多活一天，今天多開心，這樣的心可能結果就不一樣了。

人生不能作主，死一定要能作主，什麼是死能作主呢？

預知時至，自在往生。

大陸海賢老和尚是最好的榜樣，一〇二年，他一一二歲無諸痛苦、瀟灑自在、捨報歸真。他一生開墾耕地有一百多畝，辛勞耕作，一面挖土一面唸佛，他說唸佛不妨礙，世間生活苦一點好，沒有留戀。九十二年每天念「阿彌陀佛」十四萬句，它是累積的，而我們是一面念一面丟掉了，起心動念想到的都是損人利已。

一個口腔癌病友，四十九歲，本來發現是一點點壞細胞在口腔，結果切除，又電療，整個擴散，整邊把牙齒拔了，骨頭也切了，裝鐵的骨頭。整個嘴巴破掉、歪掉，水都含不住，來基金會找老師是插著鼻管來的，不能喝東西，鼻管要用灌的進去，真的很可憐。傷口切了，牙齒也切了，必須用大腿的肉去補，所以還要再做整型。來的時候嘴巴完全合不攏，口水一直滴，連水都沒辦法喝。

還好他是水電工程師，平常身體還不錯，瘦了二十公斤，還可以走到基金會來。他的妻子在當會計，對他不離不棄，很照顧他。我也鼓勵她，雖然沒有孩子，但你要為她活下去，為她撐下去，這樣的信心相對的也會變的很大。

很多人都不知道為什麼要堅持下去？

我以前常說，我和這麼多餓鬼道、地獄道這些鬼相處，他們常教我，人在斷氣時，在肚臍以下熱熱紅紅的一定下地獄去。如果斷氣是在胸部、頭部，一定上天堂。

第二個人在陽間一定要熬過六十歲，如果沒有活過六十歲，累生累世要淪為畜牲道。

第三個，人在陽間一定會碰到兩個大限，四和九，幾乎都是四和九得癌症，要不就是四和九走掉，這叫人生的大限。當然有的人沒這種大限，福報很好，他的智慧很好，定力很好的人，但畢竟有定力、有福報、有明心見性的人不多，真的不多，眾生還是迷，眾生還是苦，所以苦難眾生真的都在人間，像活在地獄裡面打滾。

來到基金會找我的大都是癌症末期的患者。

癌症末期走的都很痛苦，當我們身體裡面的業障現前時，身體裡的癌細胞、癌幹細胞把你咬的痛不欲生，死狀都很慘，眼睛閉不了，這不叫往生，是死的不甘願，死的不明不白，多數人都是走的這麼痛苦。

生為人，生老病死、喜怒哀樂、七情六欲，都是折騰，所以，我們出生做人，真的要知道人來做什麼？不是來享受，是來勤修我們應做的福德，我們的福德做完還要修功德，財布施得財、法布施得智慧、無畏布施得健康長壽。

我得了癌症末期活過來之後，在家落髮出家，把色身也布施了，心也布施了，布施給大眾，幫助有緣癌症病友，教他們從心中用功，了生死的心法非常簡單，只要能做得到斷掉惡業惡緣，能勤修戒定慧，他的病也會有機會好起來，所以病是由心生，我們要在心上用功，在心法用功。

你每天不斷的念阿彌陀佛、阿門，你有一天就真的能了掉生死關，想走就走，想留著就留著。

section 13

修行的心法

相信念佛打坐可以改變我們的心性，改變我們的運，改變我們的命，改變我們的病，真的相信，然後真正的去做，一句阿彌陀佛，念到一心不亂。真正修行就是證悟達到究竟圓滿，你這輩子就能成佛。

修行苦修好，不會留戀。富貴難修，苦有好處，苦有什麼好處呢？苦能夠讓我們認真用功修行，富貴難修，所以生病好修行，或是現在碰到困難了，不論你是基督教、佛教、道教都一樣，都可以更認真的用功修行，每天讀聖經，每天唸佛經、佛號，每天讀道德經。說真的，諸佛說出這些經典就是自性的真實智慧，真實的德相。我們迷了，我們讀這些經典，讀讓我覺悟到這些智慧德相，我們自己原來本有，現在如何再幫他來恢復，這叫修行，要真幹。

所以苦有苦的好處，苦能夠增強你對佛法的信心，鞏固你對佛法的願心，並產生恭敬心，讓我們能夠有清淨心，產生了智慧，並產生佛菩薩示現在世間，給我們增加很多智慧，讓我們世間和平安靜。

但現代人不但不感恩，還毀謗佛法，現代人不但不要佛法、佛菩薩，連祖宗都不要，為什麼？因為現在是末法時期，修行的人要求往生更難，所以要更用功。

今天我去市民大道旁邊買僧衣，一位比丘尼在服務，照顧著店，我就問師父，你出家多久了？師父說二十幾年了，師父說看店做生意十幾年了，我說為什麼？師父說為了多賺一些錢，做老本，出家眾在做生意賺錢，從早上九點到晚上九點，沒有假日，何來時間用功修行？我向師父說，師父你用功太少了，你相都沒有轉，師父也承認用功不夠，一位出家師父還這麼愛賺錢，那何必出家呢？何來看破？何來放下？所以現出家相，賣僧尼服飾，比較容易。

老闆不是出家師父，然後請一位出家師父來看店，所以悟到了嗎？悟不到，要賺老本，何來放下？所以這就是一個實例，一位師父在看店，從早上九點到晚上九點，睡在夾層樓上，沒有星期六星期天，竟然要賺老本，出家眾要賺老本，所以我們修行能夠放下看破，非常難。

菩提心是真心，是自性裡本來有的，一切眾生個個不無，人人皆有。大家都把心以為是心臟，其實說心臟也沒錯，科學認為能思考的是腦不是心臟，說腦也沒錯，為什麼？因為身體構造是相通的。心在哪裡？心是一切法的本體，離開體哪有現象，一切法從心想生，一切法離不開心，一切現象就是真心。

我們有菩提心，還要有菩提行，看破、放下、自在、隨緣，念佛看破，要看到我們真正的清淨心，放下一切隨緣，不攀緣，不起心不動念，不分別不執著，一切萬緣都放下，不論你是什麼樣的信仰，信仰只是讓我們有機會接觸各種宗教，修行才是最重要的。

在大陸經商的吳師兄，長期在中國空汙的環境中連續咳嗽二個月，咳嗽帶有血絲，當地醫師認為是微血管破裂所致而疏忽了，回台後詳細檢查，確認為肺癌三期，開始進行化療及電療。從之前的無肉不歡改吃清淡粗食，曾經研習四年佛法，能殊勝，也能用平靜心態去面對疾病，在建議下結束大陸工作，回歸簡單生活，服用植物萃取菁華，減輕化療期間副作用，也維持良好生活品質。三個月後自覺有體力返回大陸處理公事，回台後病情急轉直下，帶著遺憾離開人世了，讓人惋惜不已。

王師姊，一〇三年手術切除乳癌後接受四次化療，出現的副作用讓她決定不再做治療，改吃素，每天安排志工工作，早晚念經做功課，當基金會志工二年了，自己對腫瘤也不再罣礙，從沒想過回院複診，身材雖然清瘦卻是神采奕奕，「放下了」才有辦法走出來，才能讓自己離開癌症的境界，兩年過去了，志工的生活讓她的每一天都充滿意義。

四十四歲潘先生長期擔任特助，機要的職務，工作習慣花天酒地，賺錢如流水，也承受工作上龐大的壓力，因為腸癌接受化療電療兩年後又復發，才開始改變生活習性，回歸家庭，潘先生對美食控制力非常差，即使癌症復發仍然維持美食家生活，腸癌沒辦法改變他的飲食習慣，四十四歲這年他的身體終於提出嚴重罷工抗議了。

我們為什麼會生病？「當身體發出SOS求救訊號，如果你不做出回應的話，就什麼都無法改變。」我希望大家能多為自己的身體健康著想。如果過著愛惜身體的生活，身體應該也會開心地回應你。

所有的信仰都是善，所有的信仰都是教我們行善，但是缺乏教我們用功修行，要相信實幹，真正的去做。

張師兄二十四個月前來到基金會：血尿持續一年了，因為要工作，要準備考試，要接送小孩，每天忙得團團轉，忙碌的生活讓我無法去正視自己身體出了狀況，每天解出紅色尿液，太太決定先到榮總幫我掛號看診，果不其然，榮總醫師診斷左腎惡性腫瘤，腦袋才突然被重重敲了一記，這下糟糕了。聽到報告心中的恐慌到現在還能清楚感受到，跟從事護理工作多年的太太討論後，先到A院就診，A院在當時引進新的螺旋刀治療（沒有傷口，降低身體受損）希望可以藉此獲得治療，沒想到醫師告訴我：螺旋刀應用在腎腫瘤我是第一位？有確定要當烈士嗎？他建議還是用傳統開刀方式較為恰當，再到B院醫院，希望能聽到一絲契機，結果醫師的三句話，讓我決定不做西醫治療，記得當醫師看到我的檢查報告——

第一句說：「血尿一年了，你的癌細胞怎麼長的那樣慢……」

我問醫師：「如果不治療會怎樣？」

醫師第二句說：「頂多三年。」我問醫師：「三年之後呢？」

醫師第三句說：「反正你不要管那樣多啦！經過我開刀治療的活過十幾年的都有……」

我很想問他開刀後有幾成機率可以活過十幾年？手術會有什麼副作用？看到他的表情，我突然不想再問他任何問題了。

我的小孩還在念幼稚園，如果開刀拿掉左腎，剩下原來腎功能差的右腎，會不會變成洗腎的人生？萬一開完刀還是沒控制好腫瘤，面臨一面洗腎一面治療腫瘤的生活，想起來就讓人不寒而慄。

看到蔡合城老師在網路 youtube 的影片分享，也慶幸有因緣來到基金會聽蔡老師的心得。老師說要「懺悔」要「感恩」。

是啊！是該好好懺悔自己長期漠視身體，為了紓解壓力成天「美食」，尤其是油炸物更是最愛，體重直線上升，生活中看不到「健康」兩個字。雖然偶爾會做功課聞佛法，卻從未精進，道場的師父總會勸我「改吃素」從不造殺業做起，然後進一步可以吃早齋，或初一、十五吃素，或三個月素……我總是聽不進去。

一〇四年一月二十七……日在蔡老師的鼓勵讓我下定決心從吃素改起，放下工作，放下忙碌，早起練氣功，每每深呼吸新鮮的空氣時，心裡總是充滿感激，謝謝老天爺給我「美好的一天」，天天勤做功課誦經迴向，也抱著感恩心、慚愧心、發恭敬心、發大信心的態度參加了四次朝山盛會，希望能廣結法緣、消除業障。

二十四個月過去了，看到我的朋友都說，我身材變好了，體型精壯了，氣色也變好了，去年九月在醫院做全身健康檢查，有一點血尿，超音波腎臟掃描沒見異狀，癌細胞還在不在？老實說，我也不知道？但是，我能確定的是它肯定不會「礙」著我了，鼓勵所有的病友，改變自己肯定是治療疾病中最重要的一環，不管選擇哪一種治療方式，自己必須深具信心，才有機會重新面對生命的挑戰。

修行就是斷煩惱，修行從哪裡修起？沒有別的，斷煩惱而已，煩惱無量無邊，無明煩惱（起心動念）、塵沙煩惱（分別）、見思煩惱（執著），三大類通通斷掉就成佛。在一千四百年前唐朝出了一位惠能法師，禪宗第六代祖師，他不識字，沒念過書，成為佛門的高僧大德，他一部經也沒學過，他修行在哪裡？在碓房，他修行的功夫通通落實在舂米破柴（只要你放下煩惱），他放下執著，放下分別，放下起心動念，他開悟了，五祖傳法給他。

section 14

離苦得樂的心法

苦是真的，樂是假的，為什麼？苦不能變成樂，樂會變成苦，所以樂是假的。譬如吃東西好吃到讓你吃不停，吃一碗很樂，吃二碗很快樂，讓你吃上三十碗，你就苦了，你求饒命了，樂就變成苦。地藏經上講吃苦樂法是菩薩，凡夫不知道，離苦才是真正得樂，那麼苦的本是什麼？苦的根本是身體，有身體就有苦受，沒有身體苦就沒人受了，一念放下，不要執著這個身體就不苦了。

有個師姊為了她丈夫胰臟癌，目前在台大。已經腹水了，肚子已經腫起了。我跟她說，胰臟癌、肺腺癌、多發性骨髓瘤末期，幾乎沒有藥醫，醫生也是這麼告訴她。

我告訴她這個時候，只有救他的心，就算哪一天要走時，他若有辦法一心念佛，一句阿彌陀佛，其實走的安祥一點也值得，人總要有一天要走，只是你要怎麼走的？如果最後你幫不了他，走的瞬間能一句阿彌陀佛，其實你也度了一個人，幫助一個人。所以我們一定要有這樣的願力。

今天老天讓我蔡合城活下來，真的是讓我有一個機會去利他，去幫助別人，去度這些癌症病友或家屬，我們如果抱這樣的願力，你會無怨無悔，雖然很辛苦，沒有星期六，沒有星期天，因為人家這麼遠到基金會來找蔡老師，希望我們能幫他一點忙，能夠恢復健康，解決他的問題，我們要有這樣的悲願，這樣的悲心，不是把自己的事放在第一，當把「我」拿掉時，才有「他」的存在，所以我們如果存著利他時，我的分量會減少。

甚至有一天我不見時，只有他，這叫「修」，你如果捨掉自己，去成全幫助別人時，其實是非常快樂的，為什麼？

施比受更有福啊！助人為快樂之本，我們大家有這種利他的心態時，你就覺得你這一生非常自在、非常快樂，離苦得樂。

我們活在世上時間很短，最多三萬天而已，如果用鈔票來數，一下就沒了，三萬張的一千元，數一數很快就數完了。

你知道嗎？身有生死，肉體有生死，我沒有生死，所以要把我找到。真正學佛的人不怕死，學佛之後不怕死，我們不論生什麼病都不怕死，當你不怕死時，病魔就無法致你於死地，哪有生死可言？既然學佛不怕死，所以無生死可言，也就是可以了掉生死關。

人不肯放下妄想，不肯放下煩惱，不肯放下貪念，所以人苦，可憐，世間為人很痛苦，苦到自殺，苦到不想活下去。

以苦為師，真正知道我們活在人間不是享福是來受苦受難的，你的心才發得起來，如果一切都稱心如意，唸佛往生自然就難了，為什麼？出離心生不起來，所謂富貴學道難，難在那裡？出離心生不起來，環境很好。人生活在苦難之中，常常有出離心，一定要受苦，要喜歡吃苦，苦也不要過分，時時刻刻能提醒自己的警覺心，時時刻刻想往生極樂世界這就行了。

忙裡偷閒最爽快，苦中作樂最歡欣，別人放棄的時間，就是我充分利用的時候，這句話是我小到現在的座右銘。別人在休息，在睡覺，我在讀書，別人在休息，在睡覺，我在工作。我們不怕苦，我們因為苦才能夠體會一切苦眾生，幫助苦眾生的心才真切。

我心法居士從小接觸佛法，五歲時便皈依慈航法師，一直很讚嘆地藏王菩薩，地藏王菩薩說地獄不空，誓不成佛，所以從小發地藏願。

人間有兩個地獄，什麼叫地獄？很多人活著就下地獄了，人間有兩個地獄，一個是監獄，一個是醫院，一個人生病躺在醫院，插著鼻管，醫生跟他說再三個月，生不如死，那三個月怎麼熬？我快死了，我活不了了，是不是活在地獄裡面？

有些人在家裡就在地獄裡，痛不欲生，為什麼？夫妻吵架，兒子不孝順，或是事情不如意，或是黑道找上門，先生有外遇，有小三等等，像活在地獄裡面。

所以不是死了才下地獄，活著就在地獄裡面，所以我們念佛，方能消業障，當我們把宿業消了以後，我們就潔淨自己，就可以轉凡心，所以竭誠自可轉凡心，凡心真的痛苦。自性是真的，本心本性是真的，真性也是真的，我們若能用慈悲心、清淨心、平等心去念阿彌陀佛，則一切問題都解決了，所有病痛，癌症也好了，業障也消了，病也就除了，六根都在念阿彌陀佛，身心就健康了。心上只有阿彌陀佛，叫淨業，將來到極樂世界時，十方世界的人都能聞到寶香，生病的人要求往生，更能用功到極樂世界，不要到地獄裡面受苦受罪。在六道裡面輪迴不已，真是痛苦，所以我們學佛的人，感應很顯明，是佛讓你生信心，要和阿彌陀佛見面，不容易，不起心、不動念、不分別、不執著，要見到佛，也就隨順因緣了。

所有的業障都是過去生所造的，以及今生所造的業，與眾生結冤仇，發大願去幫助別人可以解冤親債主的仇，要記得，斷惡修善。

section 15

面對癌症的心法

面對癌症有四個步驟，面對、接受、處理、放下。

面對癌症、接受癌症，處理癌症、放下癌症，自信心堅定時，恐懼就沒有了，所以要與癌共生共存，每多活一天都是撿到的，都要很感恩。

我每天眼睛張開一定講，感謝癌菩薩讓我蔡合城多活一天。生老病死都是苦，生也苦，老了也苦，生病了也苦，死了更苦，所以信心十足，病也就好起來，把清淨平等心保持，放下起心動念，癌細胞也是我們身上的細胞病變，慢慢的將癌幹細胞轉為癌細胞，再將癌細胞再轉為腫瘤細胞。

所以我們真正的功夫要在心，不在境，我們的這念心，不是外面的境界，境是假的，不是真的，制心一處，無事不辦。我們的心能夠轉境，境隨心轉，境界隨我們的心來轉，不要心被境轉，心被癌症轉走了，這一念清淨心非常重要，雜念妄想障礙我們的清淨心。為什麼？習氣太深，習氣難改。

佛法是一種幫助你化解煩惱的方法，一切境界都是由自己的心念所感產生的，我們要隨時隨地能夠真的心念轉，不要墮入地獄中，我們的心如果不做主，一斷氣，冤親債主就把你帶到地獄裡面去了，所以不是別人害你的，是自己，不是別人。

當念頭轉時，就知道癌細胞全部是我們身上的細胞病變，和我們相處了幾十年，還是我們身上的一部分，祂生病了，你不善待祂，你要毒死祂，你要殺祂，置祂於死地，祂怎麼可能活著讓你殺？因為祂是有生命的，跑給你追，所以一直擴散轉移復發不停，到最後整個身體毀了。

陳校長退休了，正規劃與太太的退休生活，沒想到因為長期咳嗽加上體重突然減輕，醫院的斷層掃描發現在肺部主動脈附近有一顆近三公分的腫瘤，在鄰近器官肝、胸部淋巴、腎上腺等處都發現有癌細胞，醫師安排化療加標靶，讓陳校長體力吃不消，口腔黏膜破沒食慾，體重又掉了不少，治療做了大半年，腫瘤更大了咳嗽更厲害，我問他標靶要做多久？醫師說：做到不能做為止。校長太害怕了，害怕「癌」細胞，害怕到忘記用他的智慧抗癌，如果治療一直讓身體的狀況變差，那治療的意義在哪裡？身體是需要修復的，你沒有給修復的環境，沒有給修復的時間，沒有給修復的營養，又如何指望身體會好起來？

百分之九十的癌症不是死於癌症，都是死於併發症，腎衰竭、心臟衰竭、敗血走掉，因為你的積極治療，把你身體所有的癌細胞及好的器官傷到遍體鱗傷，最後我們的五臟六腑失去功能，也失去了寶貴的生命，多麼可惜啊。

一直從事臨床工作的四十六歲護理人員，張師姊曾經因為肺結核進行六個月的治療之後離開護理工作，卻在五年後被診斷出肺癌，切除治療後，醫師安排需持續服用二年化療藥物，才服用六個月，疲累、體力差、食慾差、接踵而來，擔心自己沒辦法撐過治療期，既然有因緣來到這裡，我鼓勵她，為了順利完成二年藥物治療，一定要心轉境，要善待自己的身體，配合植物萃取菁華來降低化療副作用幫助她撐過治療期間，現在過著安心的退休生活。

看到《人間福報》上刊載我的報導，陳師兄來到基金會，在一〇三年診斷是前列腺癌三期口服化療藥物，每天想著病情，沒有信心，無法入睡，藥物副作用讓身體不舒服更加擔心指數變化，治療期間，指數高高低低，影響食慾及心情，三個小時的「話療」鼓勵他必須認真改變心態及生活方式，服用植物萃取菁華降低藥物副作用，選擇回到苗栗鄉下休養，接觸大自然，轉變心境，持續維持良好生活品質。

四十六歲前途光明的企業家，因為全身痠痛確診為多發性骨髓瘤，做完標靶治療及自體幹細胞移植，術後嚴重的噁心、嘔吐、倦怠及腹瀉讓身體難以招架，也擔心自體幹細胞沒有捐贈者的淋巴球去對抗癌細胞，移植後復發機率較大，建議初期使用植物萃取菁華調養身體，協助自己在改變生活期間能有穩定的免疫功能，目前也在太太協助下處理公司事務，生活自理與常人相同，維持穩定身體狀況。

信念非常重要，病由心生，當我們的念頭轉變，病就會好一半了。佛法可以治百病，心最重要，我們的心沒有恐懼時，就學會和祂共生共存，所以無住生心，應無所住而生其心，心不要住在癌症境界裡面，哪有癌症存在？

這念心，信心堅定，不論是面對生病或是面對種種的挑戰來說，是相當重要的。

第六章

癌症是細胞生病了

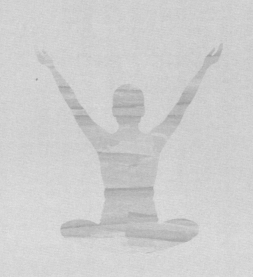

section 1

修行的方法

一般人的想法有太多的執著，太多的界限，對生命的看法無法穿透，無法了解。多數人的生命態度都是怕死、怕病、怕寂寞、怕老、怕窮、怕失業、怕沒人善後……有許許多多負擔，怎麼活得久？

要明白生命的道理——「世間的一切都是借我們用的，太太、家財、子孫、身體……都是讓我們借用的，有緣則來，無緣則散，我們只有使用權而已，談不上所有權！」死時也是再生之時，只是將軀體丟掉換另外一個生命而已。看待生命的往返是極自然的事，一點都不該恐懼。

如何修行？

妄想少

人老化、疾病，從哪裡來的？從憂慮、煩惱、妄想當中來的。認真修學，妄想少了，執著也輕了，對於什麼事情也看淡了，心得自在，你的體質自然就變。

妄念少

妄念少，心地清淨，消耗能量少，身體健康，符合於養生之道。

廢話少

該說的一定要說，不該說的一句也不要說，可說可不說的最折磨人，至少要廢話少說，隨便說說的，別人當真，豈不是壞了信用？

飲食清淡

飲食習慣會直接影響身體，如果不常吃一些重口味的食物，身體新陳代謝負擔就相對少點，也能減輕腸胃負擔，幫助清理腸胃的目的。

煩惱少

古人說「知事少時煩惱少，識人多處是非多」。你認識人很多是非就很多，你知道事情少你煩惱就少，你何必要知道那麼多的事情？沒有必要知道的就最好都不要知道，從煩惱少你才能慢慢得清淨心，由清淨心再提升就是平等心，徹底放下，什麼都不要計較，學隨緣，隨緣就是什麼都好，那對自己才是真好。

生氣少

人生不如意之事十有八九，學著莫生氣，就是人生的另一個境界。生氣，傷身又傷心，傷人又傷己。學著不生氣、少生氣，是一種成熟，也是一種智慧。讓心安寧，就要一切隨緣而行，隨遇而安，盡人事，聽天命，順其自然、把握機遇、不怨懟、不強求、不悲觀、不慌亂、不忘形。

壓力少

壓力會導致身體健康問題，經由壓力在生活及飲食上的影響，會大幅增加人們接觸致癌物的機會，適時放鬆自己，學習運動適當紓壓，讓壓力釋放，減少影響健康的機會。

清心寡欲

清心，就是內心清靜而無雜念；寡欲，就是不要有過多的欲望。清心寡欲，保持思緒寧靜、神氣清靈是養神的重要途徑。

section 2

不得癌症的人

明心見性的人

明心見性，明的是清淨的心，見的是不動的性。心有煩惱時，是見不到佛性的，只有在心清淨時，才能見到不動、不變的佛性。

事實上，佛的本性原在每個人的心中，與煩惱同在，不過被煩惱心掩蓋，便見不到佛性了。一旦煩惱頓除，佛性頓現，智慧的功能也自然產生。

有福報的人

處順境、善緣，「順境」是我們的環境，一切很順利，很喜歡。「善緣」，都是好人，我們對這些人都喜歡，在這個環境裡，不生貪戀，這叫修行。沒有絲毫貪戀心，要用平等心、正直的心來處理事情。要處逆境，遇到惡緣，環境不好，處處都有人做障礙，來麻煩你，要知道，這是我過去所做一切不善的果報現前，要歡喜接受，要忍受苦難，把它度過，不怨天尤人。要把自己心量拓開，量大福大，沒有心量的人他就沒有福報。

我們看這個人是不是有福報、有多大的福報，看他的心量。一點點小事情斤斤計較，這人沒福。量大福大，慷慨布施，財布施、法布施、無畏布施，時時刻刻都念著幫助別人，成就別人，這個人福大。

有智慧的人

人在世上，無時無刻不受到來自外界的誘惑，一旦有了功名，就會對功名放不下；有了金錢，就會對金錢放不下；有了愛情，就會對愛情放不下；有了事業，就會對事業放不下。當得到的東西太多了，超過生命的承載力，這個時候，你該怎麼辦呢？留下什麼？捨棄什麼？可見，在繽紛的社會中，有智慧的選擇是一件多麼重要的事情。

正確的選擇，可以使心靈獲得解脫，讓自己活得灑脫。
正確的選擇，可以讓生命清淨而從容，幸福如細水長流。
正確的選擇，能讓生活簡單而愉悅，承載起滿滿的幸福。

有定力的人

萬事萬物的本質不是永恆不變的，所以，對待周邊發生的一切事物變化，本著凡事內求的原則，以內省心探究其源，不論順逆，皆是成長之因。心有定力，就會有生命圓滿的力量！

心有定力的具體體現是能夠做到放下過去，珍惜現在發展未來，心靈即刻得到解脫，即是活在當下的快樂。相反若是活在過去，不滿現在，只希望未來之人，則是缺少智慧的人，煩惱不斷。

心有定力就會清楚：只有「當下」才是你唯一能真正擁有和掌握的。

section 3

重生方法

我常說，癌症不是車禍跑進去的，也不是毒蛇猛獸咬到的，都是情緒（喜、怒、哀、樂、憂、傷、悲）出狀況，生活習慣出問題，才造成癌症這麼嚴重。大家不從我們的根裡面，源頭去用功，從尾巴，從後面去想辦法用毒藥、用刀子把祂宰了，宰了不夠把祂毒死。結果一宰了、毒就擴散、轉移，復發，所以這樣的結果只是拖一點時間，但是不是治本，也不是治根，只是在頭痛醫頭、腳痛醫腳，其實這是現在癌症最嚴重的問題。

第一、癌症非絕症，若屬絕症，則無藥無醫，無救無歸，無人得治，然以多位癌症治癒者事實，可證明癌症定非絕症，僅是一種難治的慢性病矣。故罹患癌症者，萬萬不可絕望、沮喪、憂愁，否則無救。當你能保持平靜的心，去面對癌症，癌症自能得治，記住一句話，「有信心即可戰勝癌症，若你先放棄生命，生命就放棄了你。」

第二、癌症是一種全身性疾病，不可過度西醫治療，縱使僥倖得治，僅侷限治標不治根，癌病毒仍潛伏體內，加強戰力，伺機作亂，若再次作亂，來勢凶猛，銳不可擋，必然無救。應長時間採取緩兵柔和招降戰術的防癌六步驟：「餐餐食用天然食物、秒秒呼吸新鮮空氣、時時飲用乾淨泉水、日日過著正常生活、常常保持平靜心情、多多外出健行運動」，清除體內的毒素環境。

第三、佛說，人得重病，皆有其因果，多因宿世殺生所報，此時此刻得依宗教修行之力量，往往可獲不可思議感應力量，透過懺悔行善之力，消除業障病因，得除重病之果，以行布施、放生、念佛、拜佛、誦經、打坐之法，累積功德，迴向累世殺業，定可災消病除，癌症得治。重生之後，你將感謝這位癌症好友的考驗，令你重生，徹底改變生命的價值觀，令重生之後的生命，更加光明璀璨吉祥。

懺悔

天天要修懺悔，重實質不重形式，什麼叫做真懺悔？「後不再造」。懺悔了，還幹，是假的，不是真的。知道是錯就能改，知道是善就能夠學，我們明瞭懺悔跟不貳過是一個意思。以真誠心、慚愧心去對待這件事，別人對不起我們的地方，一筆勾銷，絕不放在心上，也要把功德迴向給他，希望他覺悟，時時刻刻想到將心比心，希望大家都好。因為迷惑了，總是貢高我慢，意氣用事，不了解事實真相，覺悟了，知道錯了，覺悟的人如何對待有緣人，自己就知道了。

感恩

心為一切根本，有行不得，必先反求諸己。了解一切萬法從自心所生；當我們的心念好了，萬事萬物就好了；所有問題起自於自己的內心；解鈴還須繫鈴人；必須從自己的內心自行轉念，方能解脫。

有人選擇不斷回憶過去的痛苦而無法自拔，但有人卻能轉念，從寬恕中走出陰霾，從挫折中看到新生的契機。換言之，真正囚禁我們的，不是外在的監牢，而是我們心中過不去的種種煩惱及回憶；真正傷害我們的，不是他人的言行，而是那份不願放下的我執、我見。決定生命的好壞，選擇權不在外境，不在他人，端在自己的念頭，能夠控制轉化自己的心念，我們的心便得到解脫自在。

既然老、病、死是人生自然法則，不要擔心未來；要打開心門，走入人群付出，把握時間「做」就對了。平常就要訓練身體的細胞開懷地笑，恭敬每個人、時時祝福每個人；做到打從內心歡喜，讓細胞時時健康快樂。聞法入心，增長慧命；天天心寬念純，輕安自在，這樣的人生才是真正有福。

願力

就是做人的一個好的目標、願望。

發願是不帶條件的，用理智的心態去發願，用智慧去判斷，「發願」可以轉業，懺悔發願，決心持戒、修福、修慧，重業還是可以減輕。

「發願」是我們的目標，是我們的希望，發了願一定要身體力行，不能間斷，不能有退心；要抱著「信心」、「誠心」、「恆心」，總有一天會達到目的，當業報來時，要當下承擔、忍受，並且更精進用功才能慢慢轉業，也唯有如此才能得救。

利他

利他是真正的利己，利己是真正的害自己，佛對於事實真相了解透徹。古人說「吃虧是福，上當是智慧」，你能相信嗎？有智慧的人願意上當。沒有智慧的人上了當，埋怨，起怨恨心，怨恨心起來之後到哪裡去？地獄去了。所以他歡喜心總是生不起來，這要智慧，人有智慧永遠歡喜，吃虧歡喜，上當也歡喜，為什麼？後福無窮，後面的福報太大了。

眼前貪一點小便宜，自己的福報很容易享盡，享盡之後沒有了，因為你所得來的都不是正常方式，都是用不善的手段得來的。你沒有福，不善的手段也得不到，你做小偷、做強盜，你沒有福報，還沒有搶到，已經被警察抓去了，你沒有福報。所以古人有一句話說得好，叫量大福大，量小就福小。福報沒有人能跟佛比，為什麼？佛的心量大，心包太虛，量周沙界，所以佛的福報無有窮盡。

修福

人的福報非常重要，有福報的人不會短命，也不會遭難，人的福祿壽是過去的努力，過去種因，現在受果，要改變命運，要靠自己現在的努力，才能改變未來的果報。

如果不知努力，這一生只能隨著因緣果報流轉；想要改變自己的命運，現在就要從惜福、修福做起。

布施

當一個人布施時，他那貪婪、嚴酷、敵意、自私、吝嗇、愚鈍的心，就會變得高尚、溫文、柔和、安詳、慷慨、善良和活潑。

布施包括財布施得財富，法布施得聰明智慧，無畏布施得健康長壽。

＊財布施

分外財與內財。身外之物叫外財，衣服、財產、金銀珠寶、動產、不動產、妻子兒女皆是外財。內財是我們的身體。

財布施有三種：

第一種用我們的勞力替別人服務，這是以體力布施。

第二種用我們的智慧替別人籌劃。

第三種若別人有需要，菩薩也能布施。內財與外財，菩薩絕不吝惜，非常慷慨的施捨。

＊法布施

法是方法，包括世間法與出世間法。法布施是講教學很熱心認真地教導人。法布施的範圍非常廣。例如：自己不懂《地藏經》，請法師教我《地藏經》，這是法布施。我會燒菜，你不會，我教你燒菜，也叫法布施。凡是我們自己會的，別人想學，我們應當熱心幫助他，把他教會，不要吝嗇，果報功德不可思議。

＊無畏布施

「畏」是恐怖，身心不安，有恐懼害怕。能夠幫助他人離開一切恐怖，使他身心安穩，這一類的布施，叫做無畏布施。

布施之能成就慈悲、福德和智慧，在於其合乎因果法則而與法性真實相應。業力因果法則的必然性，善心與善行改變人的心量和氣質，使人樂於親近，事情也能隨順因緣而自然成熟。

人們總樂意和有這樣的氣質的人做良性的互動，自然就有所謂的「福氣」，可見「福氣」並不是憑偶然的機緣或好運，而是布施的自然成果。

誦經打坐

人生與信仰有密不可分的關係，信仰往往透過宗教可以讓我們更堅定。受洗的基督徒，可以藉由教友聚會、團契、讀經，在疾病中堅心倚靠神。

沒有任何信仰的人也必須學習與自己的身體對話，用四句話「對不起」、「請原諒我」、「謝謝你」、「我愛你」對自己的生命負全責，用真誠心向身體懺悔。

誦經步驟

⑴專誦一經：有緣接觸佛法的人們，建議地藏菩薩本願經、無量壽經、藥師經，經文不宜太短（太短不易攝心）不宜過長（負擔太重）。地藏法門又稱懺悔法門，是專以懺悔罪業為修行的重點，先學習懺悔以消除宿世業障，現實的生活才能夠平安、富足、順遂，往後在學佛之路才能減少冤親債主的干擾。

⑵一日幾遍：為自己做一個定課。定課是每天一定要做的，以地藏經來說一日一遍即可，誦經有不可思議功德，而功德迴向是很重要的。

通常經書上迴向十方一切眾生的迴向偈並非不好，但欲先消除自己的業障，懺悔宿業，還是應先迴向給與自己關係密切的累生累世的冤親債主。

⑶心生恭敬：做任何事態度是最重要的，這個態度會決定你誦經有沒有意義。

⑷少起妄念：幾乎誦經都會起妄念，但你不用害怕妄念起，繼續誦你的經，甚至你還會邊誦時，邊想到誦完要做什麼事情！我們的心實在太不可思議，起妄念是很自然的現象，不要讓它困擾你。因為這是正常的過程！

⑸心開悟解：古人說「讀書千遍、其義自見」專心誦一部經，不要雜夾，一門深入，念頭集中，你的心是定的，每天讀它，讀上十年，相信你就開悟，這個悟，我們要徹悟，小徹小悟都不行，要大徹大悟，如果真能夠堅持，十年不開悟，讀二十年，二十年不開悟，三十年你絕對會開悟。

第七章

經歷低谷，更懂得回饋

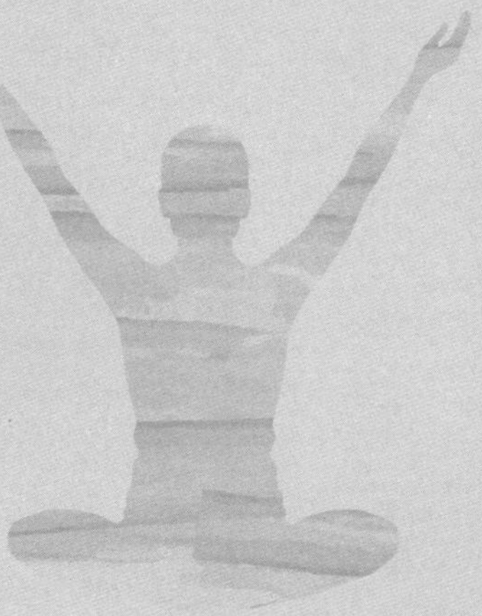

section 1

我最好的朋友——身體

我們回顧過去，展望新的一年，我們非常希望所有好朋友，您是不是也真的要把身體當成好朋友。

如果以前來不及做，也沒有那麼有心去感覺，其實我們最好的朋友是身體，就從現在開始。

因為他在聽我們每一個感覺，他是跟著我們心裡的感覺在變化的。如果我們常生氣，常怨天尤人，常不開心，讓我們的身體去累積非常多負面的情緒，結果呢？

真的生病時，你會更難過，會更埋怨，你都不知道這個身體已經每天在承受，我們每天一直在發牢騷，每天一直不愉快，這個身體和我們的心靈是息息相關的。

南區兒童之家的孩子文章說：「我最好的朋友是我的身體」。世界上有各種不同個性的人們，但在這人山人海中，找出自己最好的朋友並不容易，很多人說：「要在一生中找到一、兩個知心朋友並不簡單，一旦找到也能成為生活抒發心情的另一半。」

當我病發時，他總是幫我承擔，就像朋友一樣，在背後支持著；當我心情難過時，他會發出警告，告訴我不要再傷心難過了，這個人不值得傷心難過；當我為生活瑣事煩惱時，他會陪著我思考怎麼解決這次的難題；當我生氣時，他陪我一起生氣，但有時生氣過度，他會跟我說：「不要生那麼大的氣，會變老。」當我快樂時，他會陪我一起瘋、一起開心！

還有，當我要做決定時，他會說：「我覺得這個比較適合。」他也會陪我買衣服、食物等生活用品。總之，我最好的朋友就像我的貼身保鑣守護我。我想用大家常說的話祝福我的身體，用思念的筆輕輕寫下我的思念，以無限關懷的心，祝福妳永遠都快樂。

我也希望自己是身體最好的朋友。

不要和自己的身體過意不去，養成良好的生活習慣，好好照顧他，我會慢慢的改過來，我希望我的友情就像有些人說的：「經得起時間考驗的東西，越發珍貴，友情亦是如此，越久越醇、永遠溫馨。」

身體這個朋友，從我出生就陪同我了，陪同我來到這個世界，真像雙胞胎靈魂。既然，是雙胞胎靈魂，我希望我能跟身體恩恩愛愛，因為，我最好的朋友，並不會因為時間而就忘記我，也能像真情一樣珍貴，就像有人說：「時間也許會讓許多事物褪了色，但真情卻不會在時間裡遺忘！」

最後，我希望我和好朋友的感情，就像真情一樣細水長流、永不凋零。

section 2

往生淨土、無懼死亡，生不能做主，死要能做主

如果每天都能聞法，我們慢慢的就會培養自性的定力。人不是死了以後才往生，才到地獄去，很多人活著時就在地獄了。心情如果不好，沒辦法轉念，不是在地獄是什麼？

因為你的心住在那個境界離不開，所以當你心情不好時就把心靜下來，把念頭轉到「唵嘛呢叭咪吽、阿彌陀佛」，念幾聲佛號，把剛剛的念頭，不愉快的心情就把它甩了，把不好的念頭念掉。自在無礙，自在得往生到西方極樂世界，我們如果能自在，一生都很自在，到往生一樣可以自在走掉，什麼都可以做到。

憑這一點就決定求往生西方極樂世界，明心見性就得到了，所以我們

的心永遠保持清淨，清淨心生智慧，雜亂心生煩惱，法身內有常樂寂靜，按著軌道能夠最後成佛。所以佛的軌道我們必須遵循，我們在行戒定慧時，能夠做到確實守戒，確實能夠持定，然後才能產生智慧，這樣的情況之下我們就可以把貪瞋痴轉掉，三毒如果還在我們的念頭裡，那真苦，做不到、得不到，貪瞋痴恨、難過等等。

有時人的心、人的話頭，人的一句話無心的，可能也會讓對方很難過，有時我們在念頭上說真的都無法作主，所以一個人的願力，真正求往生西方極樂世界，都是人的大願。哪一個要到地獄去？沒有人要去，所以奉養父母，奉侍師長，我們一定要做到，能夠這樣子發願修十善業，確實落實在〈弟子規〉及〈太上感應篇〉，能好好的落實，受持三皈，人天世間法，發菩提心，深信因果，念佛成佛，所以我們能夠為社會大眾，為眾生勤進，幫助他們，我們就能在現實社會上實行六和。

對「生老病死」、「人生無常」我們要學著去了解與試著去放下，雖然不是很容易，但總是要自己去面對的事。死亡只是人生必經的過程，我們對於生的過度戀著、對死過度的排斥與無知，所以才會感到恐懼；藉助祈禱、誦經、念佛的力量，幫助臨終者放下萬緣、放下罣礙，讓他內心感覺平靜。

我媽媽以前住在山上時，八十五歲一個人，每天拿著一百零八顆的佛珠，一直念一直念，我說媽媽妳在念什麼？阿彌陀佛、阿彌陀佛，我問妳怎麼念？就念到心裡，嘴有時念，就一直念。這幾年來我看一個老人家，一串佛珠念到發亮，一個字都不認識，但是每天佛珠不離手已經養成習慣了，養成習慣以後，念了佛，她的臉相慢慢的轉變。感謝菩薩慈悲接引，讓我的母親在八十七歲高齡沒有痛苦的放下一身疲憊乘坐蓮花升天。

人因為沒有信仰、沒有修行，往生時大部分的人都是很痛苦的走掉，很少人能很自在的走掉，真的不容易。

要怎麼辨呢？一心念佛求生淨土，所以你平時能夠一心念佛，病人的病是怎麼好的？是他的自性心把他的病治好的，絕對不是藥，醫藥只是幫助而已，占不到三成。

佛法是無上真正的心法，佛法是自性，何期自性本自清淨？我們的自性心怎麼來的？菩提本無樹，明鏡亦非臺，本來無一物，何處惹塵埃，心清淨時沒有罣礙，沒有貪瞋痴，沒有起心動念，你才有自性，當你找到自性時，哪有病存在？就算癌症，你也會和他共生共存。

所以佛法可以治一切病，這句話所有高僧大德都在講，眾生迷聽不懂，要幫助一切眾生破迷開悟，我們要把佛法當作法寶，千言萬語無數叮嚀，不要執著，也不要分別，也不要妄想，因為你執著、分別、妄想，造就無量無邊的業障，業障不但白修了，平時也在造業，口業也是業，心業也是業，行為的業也是業障。

佛法告訴我們，財不是貪來的，財是從布施來的，我常和大家分享，財布施得財，法布施得智慧，無畏布施得健康長壽，所以我們人要學會布施，學會真正的放下，學會能守住我們的念頭。我們若要開口要多說好話，多做好事，多存好心，三多三好，其實我們的行為就在佛法上面。

什麼是佛？一分鐘不起心動念，一分鐘不昏沉，一分鐘不妄想，一分鐘能作主，你就是一分鐘的佛菩薩。佛在哪裡？不是那一尊，是在你自性的心裡面，心在哪裡？心就是我們的念頭，萬法唯心造，把心找到在心上用功，隨時都在自己的心上用功。

當你能在自己的心上用功時，你就會把一些不愉快的念頭，不愉快的事情，慢慢的把它轉掉，利用一句「阿彌陀佛」就把剛剛的念頭轉掉了。否則你心住在不愉快的念頭裡，你的心永遠是痛苦，所以苦字怎麼來的？苦是我們的業造成的，因為我們的念頭無法放下，住在苦的境界裡面，你想想看有多苦？人要離苦得樂，行住坐臥都要離苦得樂，保持清淨心，每天都很快樂，不論什麼人都是好人，什麼樣的事都是好事，什麼話都是說好話，所以存好心、說好話、做好事，我們每天都在天堂。

section 3

成立礦工兒子教育基金會

十五年前，我和東東（張東秀，礦工兒子教育基金會執行長）在國防部邀約下到國防部備區檢察署看守所演講，會後有一位斯文的受刑人自述在當兵期間因為缺錢搶劫婦女一千元「我完全沒想到一念之差，得遭受軍法審判，一判就是兩年」，我問他：「有想到未來的前途在哪裡？知道未來該怎樣做了嗎？」年輕人低下頭難過的說：「我知道錯了！」

我拍拍他的肩膀，跨出看守所大門，看著看守所門牌，發下願力——要走遍台灣所有監獄，要將自己的人生體悟傳播出去，勸告曾經犯錯的受刑人，悔悟永不嫌晚，我用十年時間走完六十五個監獄。這個願力，讓法務部長讚歎，「自臺灣光復以來，只有你們完成這個紀錄，可說是前無古人，後無來者。」的確，在沒有講師費用，無償無報酬的情況下，去演講一天可以當作是愛心服務，持續做一年就很有毅力了，但竟然能連續十年沒有間斷？這樣的笨蛋真是世間少有。

我們得到很多受刑人的善意回饋，他們說：「蔡老師你的演講可以讓人改變向上，很多實證打進我們心坎。」如果我的話語有力量讓受刑人不再做壞事，決心重新做人，這就是讓他們了解最可貴的因果循環。

回顧我這一生，從一個礦工的兒子，最後成為年薪千萬的超級業務員，一路走來，得到許多貴人幫助，我心裡也一直希望，自己也能成為為人雪中送炭的人。在監獄及少年觀護所的演講，發現百分之八十的受刑人，來自育幼院的孩子，他們是最弱勢的一群，少了家庭的溫暖，在困頓及暴戾生活下的陰影，容易被引誘及誤入歧途。於是在四處奔走下，二〇〇三年成立「礦工兒子教育基金會」，是全國唯一針對育幼院童頒發獎學金的機構，從那天起，基金會就以實際行動對全國六、七千個育幼院孩子視如己出，年年不限名額頒發學業獎學金，並鼓勵孩子申請至美國交換學生，領到一年二萬美金的獎學金。年年舉辦勵志講座，深入監獄、學校、社區、育幼院所巡迴演講及協助辦理愛心活動。深入全國育幼院鼓勵育幼院小朋友勇敢站起來接受良好教育，培養正確的人生觀。

基金會以傳承「礦工兒子」感恩惜福的精神為宗旨，推動心靈改革與心靈淨化為目的，喚起世人面對逆境不屈不撓，勇敢的接受命運的挑戰。為育幼院及身心障礙中心的孩童設立獎學金。協助院童助學圓夢計劃及海外交換學生助學金，讓有心向上孩子們，給他們一個唸書機會；針對育幼院院童舉辦各項才藝比賽、心靈成長團體及成長營，讓育幼院院童能透過團體活動，提升自我，發展長才。

我們一念心用親身經歷來啟發他們的正念善念，鼓勵他們勇敢地站起來，找到自己努力的目標，成為有用的人，盡一己之力回饋社會國家。

基金會成立十四年來，無名額上限獎學金已經發出 51,365,505 元整，幫助人數達 117,429 人，感謝所有善心大德一路相挺，基金會從一顆小種籽，發芽、抽枝，如今枝葉慢慢成蔭，許多孩子都在大家的愛心中成長茁壯，每一份捐款都是支持我們持續努力的動力與後盾，因為有大家的支持，我們才能繼續前行，再次感謝，也請繼續支持與協力，與我們一起讓「愛的腳步」永不停息。

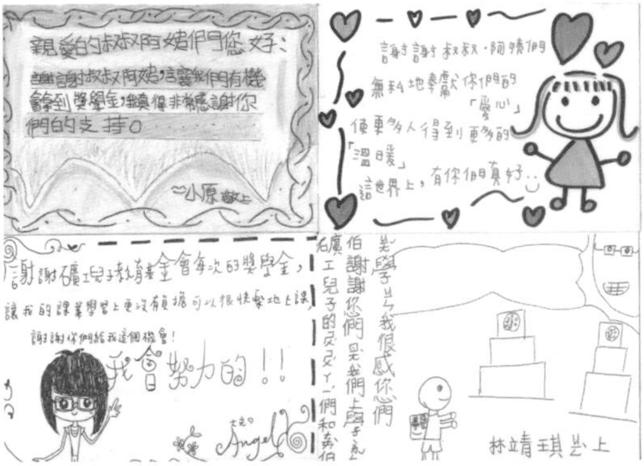
親愛的叔叔阿姨們您好：
謝謝叔叔阿姨，讓我們有機會拿到獎學金，我真得非常感謝你們的支持。
～小原敬上
謝謝叔叔．阿姨們
無私地奉獻你們的「愛心」
使更多人得到更多的「溫暖」
這世界上，有你們真好
謝謝礦工兒子教育基金會每次的獎學金，
讓我的課業學習上更沒有負擔可以很快樂地上課，
謝謝你們給我這個機會！
我會努力的！！
Angel
林靖琪敬上

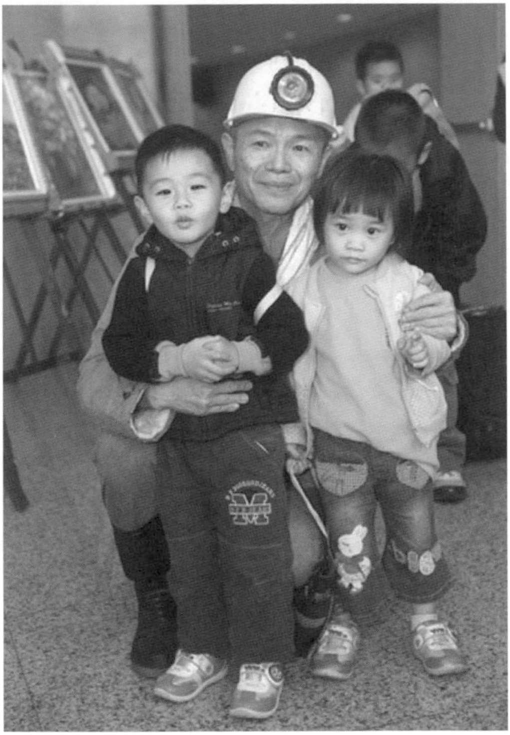

section 4

成立「心法禪院」

去年我將唯一位於汐止的房子捐給基金會，期待在二〇一七年將成立「心法禪院」，讓大家知道禪修是什麼？

禪修不是打坐、冥想、入幾禪，那不是禪修的真諦。禪修的真諦是什麼？禪修的真諦是讓你懂得怎麼生活。如果你懂得這樣的禪修，那你的生活就是禪修；如果你不懂得禪修的精義在此，那你的禪修和生活，是兩件事。

禪修，是讓你懂在眼前的生活裡，做必須做的事，禪修，是認識自己、洞悉情緒與念頭最好的方法。做到覺知、安定、放下，這就是禪修的境界。禪修可有效改變現代人所謂的「亞健康」狀態。有鑒於愈來愈多的研究顯示，癌症的發生除了飲食及不當的生活習慣外還包括過度勞累及緊張壓力等因素，嚴重影響健康。

希望藉由禪院設立提供育幼院童寒暑假期「禪修體驗營」、癌友抒壓與放鬆空間，透過交流彼此加油打氣。並安排企業主管及員工身心靈提升課程，以積極互助的心態，重新定義工作價值，持續創造公司競爭力。

如果我們了解禪修，就會發現，禪修幾乎是每個人都要學的。許多人到了六十幾歲，甚至八十幾歲，還不懂得生活。所以，請記住！佛法絕對不是教導不相干於生活的事。我們任何的學習，任何的努力，重點只有一個：解決實際的困難和痛苦。這才是實際有用的學習。這個學習，就在我們的生活裡。

心法禪院位於汐止，讓繁忙的都市人可以到來坐禪共修、歇息心靈，放下自在的地方。

大家一起來學習生活的當下其實就是佛法，不用離開現在的社會和生活，歡迎不同年齡、階層、宗教人士到來共修，以坐禪、參公案等修持方法開啟智慧，體悟自性，證入正確人生，自利利他。

透過這些方法，觀照我們思維前的心，即是我們的不知的心。經過修行，我們也可以把禪修應用於日常生活中的每一層面。

section 5

照顧達人東東——八十七歲阿嬤的人生最後一哩路

山上的阿嬤（蔡老師的母親）在一〇五年三月十七日星期四晚上往生了，享年八十七歲，大家輪流助念二十四小時。幫她擦澡、化妝，大體入殮時身體還很柔軟，她的胸部、肚臍溫溫的。蔡老師跟我誦了五部《地藏經》，阿彌陀佛來接引她，很安詳自在的離開，往生佛國了。

得知阿嬤罹患肝癌是在一〇四年六月一次例行性超音波掃描時發現肝臟有多顆腫瘤，阿嬤沒有任何不舒服，所以還是維持日常活動。因為阿嬤是一個去醫院就會緊張到連小便都無法解的個性，所以沒讓阿嬤知道身上有壞細胞在作祟。阿嬤雖然消瘦許多，但是外表看起來不但不像是癌症病人，就連一般病人的模樣也一點都不像。而最後布置家中靈堂的遺照，就是去年底居家期間幫她拍照的。

一〇五年大年初一到初四，阿嬤很開心的領紅包跟子孫一起過年，初五一早起床腹部突然腫起來，我們想應該是腹水吧，她一生不菸不酒又早睡的阿嬤居然得到肝癌。阿嬤長年為了最小的兒子恨鐵不成鋼，日日掛心，終於讓癌細胞有機可趁，緊急到國泰醫院抽了腹水做檢查，家人也共同決定不讓阿嬤受醫療的痛苦，回家開始陪伴她看電視聞佛法，播放佛音，阿嬤的女兒於十多年前往生時，我送了一串一〇八顆佛珠給阿嬤，阿嬤不識字日日數著佛珠，念著阿彌陀佛是每天必做的功課。也陪伴著她度過白髮人送黑髮人的揪心歲月，或許這是一個很好的佛緣緣地。

蔡老師孝順的心是令人讚嘆的。阿嬤往生後，他也幾番不捨感慨地說：「為何母親沒能坐輪椅再撐久一點？」我跟他說：「這是阿嬤的福報啊！阿嬤慈悲，要很感謝佛菩薩的加持，她一向生活自理，非不得已才會假手越傭幫忙，她才不愛一直坐在輪椅上呢！」在最後這一個多月來，阿嬤沒有進過醫院，身體的狀況時好時壞，全身水腫、肚子鼓起來，臉、手腳都腫得像饅頭，靠著植物萃取菁華大量使用，的確在短時間內改善水腫症狀，臉不腫了，手腳也消腫了，腹水也消失了些，也因為劇烈腹痛使用酵素排出大量糞便後，腹痛也消失了。

阿嬤八十七歲高齡在初五發病前都還是可以自己吃飯洗澡等生活都能自理，疾病在老人家身上肆無忌憚破壞著，意識開始混亂，阿嬤還是時時念佛，甚至在三月十七日晚上臨終前在子女、兒孫的陪伴、誦經念佛中，阿嬤努力自己呼吸，嚥下最後一口氣，還是念著「阿彌陀佛」安然離開人世，安祥自在地捨報往生！

當疾病已經到了無法治癒的地步，對病人而言死亡還不是最痛苦難過的事，死不了而苟延殘喘才是最可怕的處境。當死亡已經是不可避免預警時，肉體的病痛其實還不是最沉重的負擔，心理上的徬徨，精神上的焦慮，內心深處不知生命何去何從的迷惘，才是心靈上最為無助的恐懼。病人家屬為末期病人在意念及心靈層次上，應該為他做親切的引導、鼓勵他發願往生，引導他脫離病體的桎梏，迎向未來的心靈導航。

末期與臨終的「親情陪伴」「好助緣」是最後關鍵。這一個月當中蔡老師每天一部誦《地藏經》。基金會一忙完，天天趕上山幫阿嬤按摩，我想這是我能幫她減輕疼痛的方式，只要能按摩二至三小時，她都會覺得舒服很多。因為腹水及躺久的疼痛也能暫時緩解，晚上也會好睡些，當她比較不疼時，我也在阿嬤耳朵旁提醒及強調要一心念佛，不要害怕，別想東想西了。她對小兒子的罣礙，也隨著她全心念佛，而選擇放下，在阿彌陀佛加持下，穩定身心。阿嬤的人生最後一哩路，我很珍惜能陪伴她老人家，一直記得她昏迷前一晚，完全沒有病痛，慈祥的笑容，似乎告訴我們，她準備好了，我也相信現在的她在佛國淨土過得很好。

結語

抗癌達人的心聲

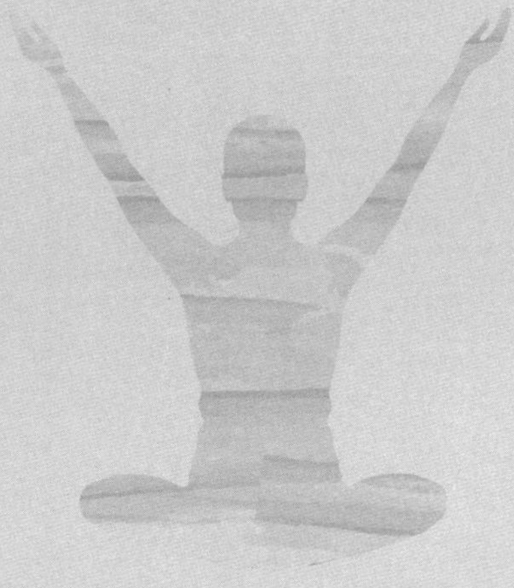

現在的我用感恩的心過日子，以前的我讓所有的器官都陪我熬夜工作，實在非常不厚道、非常殘忍。爬山時，每念一句阿彌陀佛就懺悔從前不善待色身器官的行為，如果過去能珍惜父母給我們的身體就不會生病，就這樣始終如一，懺悔的心時時浮現。

我真的很感恩，五歲就皈依汐止慈航法師，七歲師父就告訴我他大限到了，要走了。我說師父阿彌陀佛，你這麼年輕怎麼說大限到了？蔡居士，師父時間到了要走了。結果老和尚盤腿，帶大家誦地藏經，最後入定走掉。

慈航法師是台灣第一個肉身菩薩。

我第二個皈依師父是淨空老和尚。

第三個皈依師父是廣欽老和尚，九十八歲圓寂。

第四個皈依師父是惟覺老和尚，今年已三十六年。

第五個皈依師父是在美國宣化上人，在讀書時。宣化上人也是九十八歲入定走掉，我在美國曾經到基督教受洗過，很多人覺得奇怪，為什麼我去受洗？這都是信仰，各種宗教都是信仰，可是修行和信仰是兩回事，我時常鼓勵大家，人一定要修，要以佛為標準來修，學佛的精神，學佛的態度，佛教我們做，老老實實的做，如果佛教我們不要做，我們就不要做，人世間非常短暫，有人十年、二十年、三十年就走了，一百年一彈指就過去了，所以何必呢？

我的個性是做什麼都全力以赴，所以癌菩薩的考驗早就在我不珍惜身體時重下前因了，直到五十九歲的關卡，才將我的人生由一路暢行的綠燈轉為紅燈，提醒我該踩下剎車，審視這一生的所作所為。現在的我雖已脫離癌末重症的陰影，但明白色身仍在跟癌菩薩爭取時間，經歷了這場神奇旅程也悟到了「萬法唯心造」，對我自己來說，修自己的心法，就是能處處為他人著想。

曾經我是年收千萬的亞洲保險王頭銜，很多人覺得奇怪，怎會突然放棄一切成立「礦工兒子教育基金會」，這也是我這十四年來的領悟——育幼院的孩子是最弱勢的一群，因為養育之外，真正重要的是教育，看著孩子找到人生方向，就不會感到辛苦，雖然忙到被判定癌症末期，但我沒有後悔過。

如果不是這十多年來轉念去做有意義的事，付出幫助別人，我的這場大病，就沒辦法用這理由跟癌菩薩溝通，現在我用上天的能量繼續活下去，也希望藉由這本書讓更多人了解「生命是真的掌握在自己手上」。

回首這大半生，我的心曾經被財富、事業、名利盤據，身體也被心靈強烈的驅策糟蹋了。回復身體的健康後，更應當珍惜上天給我們一個重新再來的機會，不能再次莫名地糟蹋它。就像一個人做錯了事，在監獄服刑後能夠大澈大悟，出獄後，就是一個新生命。生病的人要跟放下屠刀的人一樣，心存懺悔，認真善待身體。

大病一場讓我體悟到，如果生病的時候很恐慌、害怕死亡，就會讓自己打敗自己。人要過自己生活，就是簡單不複雜。生活越簡單，自主的程度就越高。工作之外，就是讓身心安靜的休息、舒服的睡覺。生活作息正常了，身體的器官自然多了一點修護時間；不再汲汲營營於工作，大腦的念頭、心的欲望，不再轉個不停。

人，生而愚昧，一旦失去了，才知道珍貴，才懂得愛惜。生了重病我才領悟到，以前的我讓五臟六腑不眠不休，跟著我熬夜工作，實在是非常不厚道，非常殘忍的對待自己。人若能簡單的生活，就會快樂，因為簡單，所以不貪，因為簡單，所以少煩惱，煩惱少，日子就快活。不複雜就不煩惱，不煩惱就不貪，不貪就快樂。這些都是在生病後才有的覺悟。生老病死苦，是人生必修的功課，我的命是撿回來了，思想也不一樣了，時刻提醒自己，不讓自己太勞累，願意多花點時間和身體溝通。想法改變，生活作息也跟著改變，日出而作日落而息，我真心感恩這一生中難得的契機。

二〇一一年八月走出癌末陰霾之後福至心靈，用自身的療癒經驗編撰成《蔡合城癌末癌細胞不見了》書藉，並發下以幫助一個癌症病人，幫助一個家庭的願力，贈書十萬冊，截至二〇一六年已經送出近六萬本書，從各地來基金會跟蔡老師面談的患者也超過四千位以上，甚至遠從加拿大，美國的海外患者也不在少數，大家來基金會學習在治療過程能讓自己安心，安定的方法。藉由第二本書《蔡合城人癌共存》書籍分享給癌友及家屬在抗癌的路上能更加堅定信心，蔡老師鼓勵有緣的朋友來基金會分享「人癌共存」的歷程，學習「照護也是修行」，我祈願，每一位病者與親友都能獲致身心平安。

身體文化 138

蔡合城人癌共存

作者—蔡合城、張東秀
執筆—李卓爾
編輯—謝翠鈺
封面設計—楊珮琪
美術編輯—李宜芝
製作總監—蘇清霖

董事長—趙政岷
出版者—時報文化出版企業股份有限公司
108019台北市和平西路三段二四〇號七樓
發行專線—（〇二）二三〇六六八四二
讀者服務專線—〇八〇〇二三一七〇五
（〇二）二三〇四七一〇三
讀者服務傳真—（〇二）二三〇四六八五八
郵撥—一九三四四七二四時報文化出版公司
信箱—10899台北華江橋郵局第九十九信箱
時報悅讀網—http://www.readingtimes.com.tw
法律顧問—理律法律事務所 陳長文律師、李念祖律師
印刷—勁達印刷有限公司
初版一刷—二〇一六年十二月十三日
初版十三刷—二〇二四年八月十九日
定價—新台幣三五〇元

時報文化出版公司成立於一九七五年，
並於一九九九年股票上櫃公開發行，於二〇〇八年脫離中時集團非屬旺中，
以「尊重智慧與創意的文化事業」為信念。

蔡合城人癌共存 / 蔡合城著 . -- 初版 . -- 臺北市 : 時報文化，2016.12
面； 公分 . -- (身體文化 ; 138)

ISBN 978-957-13-6832-0(平裝)

1. 多發性骨髓瘤 2. 病人 3. 心身醫學

415.645 105020901

ISBN 978-957-13-6832-0
Printed in Taiwan

讀者回函卡

姓名：______________________ 性別：________ 年齡：________

身分(請打勾)：□病患本人 □家屬 □其他

地址：____

電話：(H)______________________ (O)______________________

手機：______________________ 傳真：______________________

E-MAIL：______________________ 專長：______________________

目前身體狀況：______________________________________

____

是否願意加入志工(請打勾)：□願意，請立即通知我 □目前不方便

□我有意願捐款，想進一步瞭解基金會，請與我聯繫

備註：____

財團法人礦工兒子教育基金會

地址：104 台北市中山區長安東路二段 108 號 7 樓 700 室

電話：(02)2506-1246 (02)2506-1597 (02)2502-1597

傳真：(02)2506-8552

E-MAIL：solorgtw88@gmail.com 網址：www.sol.org.tw

基金會 基金會 FB

(一)捐款方式

1.郵政劃撥	戶名-財團法人礦工兒子教育基金會 帳號- 19992103
2.電 匯	戶名-財團法人礦工兒子教育基金會 帳號- 土地銀行 長安分行 008-005-925-062

3.信用卡捐款

發卡銀行：______________________________________

卡別：□visa □MasterCard □Job □其他______________________

有效日期：____年____月

信用卡卡號：____-____-____-____ 檢查碼(背面後三碼)______________

捐款金額：______________元 信用卡簽名：______________________

(二)其他注意事項

1. 您的捐款均可開立正式收據，本會收據依法可扣抵所得稅。
2. 填妥資料，請放大影印傳真至(02)2506-8552 基金會與您結善緣為您種福田~

礦工兒子教育基金會的新使命及大願力

歡迎加入心法之友！

(加入 line　ID @kep0232w　)

鼓勵所有癌友及家屬致電基金會預約

抗癌達人蔡合城 傳授癌症心法祕笈

"教您如何達到人癌共室的最高境界"

電話：(02)2506-1246 (02)2506-1597

基金會民國 92 年成立，今年邁入第十五年，以傳承「礦工兒子」感恩惜福的精神為宗旨，推動心靈改革與心靈淨化為目的，喚起世人面對逆境不屈不撓，勇敢的接受命運的挑戰。深入學校、企業、育幼院、身心障礙等機關團體巡迴演講，走遍全國監獄教化受刑人，為育幼院及身心障礙中心的孩童設立獎學金。

基金會董事長第一個願力走遍全國 60 所監獄；第二個願力走遍全國育幼院，十多年來我們已經幫助了十四萬多個孩子鼓勵他們用功向學；蔡董事長民國 98 年罹患多發性骨髓瘤，感恩有幸走過癌末，於 101 年將奮鬥歷程寫下《蔡合城癌末癌細胞不見》一書，以「幫助一個癌症病患、幫助一個家庭」的願力，贈書 10 萬冊。今年第二本新書《蔡合城人癌共存》鼓勵所有朋友從「心」生活，共修行善，學習自己的生命功課，身體的自癒力才會有機會重新再度被啟動。

104台北市中山區長安東路二段108號7樓700室

財團法人礦工兒子教育基金會　收

請貼郵票